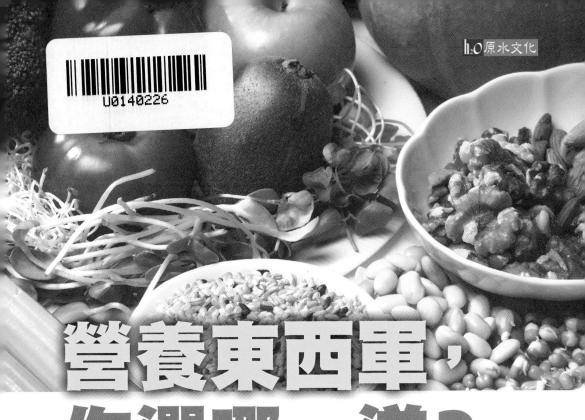

H₂O原水文化

營養東西軍，
你選哪一道？

35921瘦身法倡導者洪泰雄
教你選擇優質飲食

這樣吃
享瘦健康
精心設計 101 道
無負擔輕食

中原大學、澎湖科技大學
通識教育中心飲食自覺與
營養管理課程教師

洪泰雄 著

Contents 目錄

Part 1 營養東西軍綜合說明

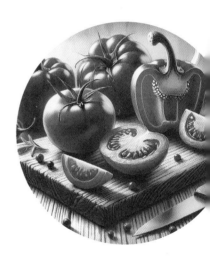

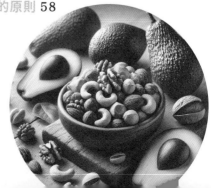

Part2 維生素A與 β-胡蘿蔔素整合

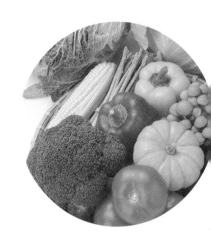

Part3 維生素C與抗氧化劑保護組合

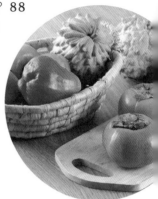

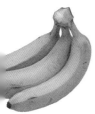

Part4 維生素B、纖維與脂肪酸保護組合

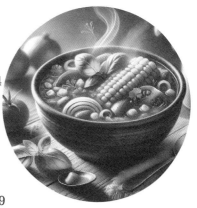

Part5 蛋白質與脂肪酸支持

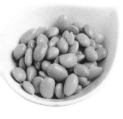

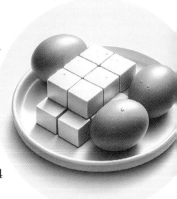

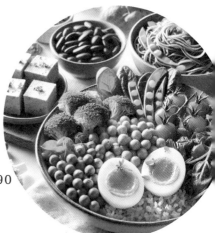

Part6 碳水化合物與纖維平衡

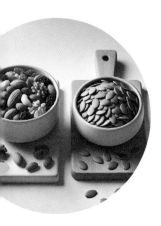

Part 7 其他重要營養飲食調整

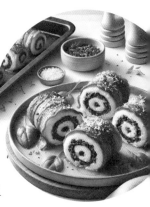

Contents 主題目錄
無負擔輕食料理

掌握營養之道，開啟健康之門

　　現代社會的生活節奏不斷加快，人們對飲食健康的重視也日益增加。然而，在信息爆炸的時代，我們常常面對數不清的飲食建議與營養資訊，如何從中做出正確選擇成為每個人關心的議題。本書正是在這樣的背景下，應運而生。

　　這本書不僅僅是對各類食物營養價值的比較，更是作者多年來致力於推廣科學飲食觀念的結晶。從「東方」到「西方」，從「傳統」到「現代」，本書帶領讀者穿梭於飲食文化的博大精深之中，通過營養數據、科學研究及實際飲食建議，為每一位讀者提供最適合自己健康需求的飲食方案。

　　書中強調的營養互補概念尤為值得關注。隨著我們對人體營養需求的認識不斷加深，單一食物難以滿足全面的營養需求已經成為共識。因此，如何將不同食物科學搭配，讓它們在體內相輔相成，成為現代健康飲食的關鍵。這也是本書的核心理念之一——讓讀者不僅學會選擇優質食材，更能掌握搭配的技巧，讓每一餐都成為為健康加分的力量。

　　同時，本書也深入探討了當下熱門的飲食趨勢，尤其是生酮飲食與細胞自噬作用飲食的比較分析。作者不僅呈現了這兩種飲食模式的科學基礎，也清晰指出了各自的優勢與潛在風險。

這樣的全面剖析，為讀者提供了更多的選擇與思考角度，幫助他們根據個人的健康需求做出更明智的決策。

作為醫學界的一員，我深知健康飲食對於預防與管理各類慢性病的重要性。而這本書正是引導讀者走向科學飲食之道的重要指南。通過本書，讀者不僅可以學到營養的知識，更能將這些知識運用到日常生活中，成為自己健康的掌舵人。

最後，我要特別感謝作者多年來對營養科學的專注與努力。他以平易近人的筆觸，將複雜的營養概念簡化，讓更多人能夠受益於健康飲食。我相信，這本書將會成為許多家庭的枕邊書，也會在眾多讀者的生活中帶來深遠的改變。

臺大醫院院長　吳明賢

引領飲食新風潮的營養之鑰

在現代社會中，飲食不僅是滿足口腹之欲，更是健康管理的重要一環。然而，面對市場上琳瑯滿目的食材與營養資訊，人們時常陷入選擇困境：該選擇什麼食物，才能在健康與口味間取得平衡？在這樣的背景下，本書的誕生可謂適逢其時。

作者以深厚的營養學專業背景，巧妙地將東方與西方飲食文化的精髓結合，提出了「營養東西軍」這一創新概念。在書中，他以對決的方式，將我們熟悉的食材進行營養價值的比較與科學分析，清楚呈現出每種食物的獨特營養貢獻與搭配的可能性。這樣的結構不僅讓知識變得具體、易懂，更讓讀者能以有趣的方式重新認識日常食材。

舉例來說，書中探討了如番茄與紅椒、米飯與麵條等經典食材的營養比較。這些食材看似普通，卻隱藏著令人驚喜的營養秘密。例如，番茄富含茄紅素，有助於心血管健康，而紅椒則富含 β-胡蘿蔔素，對視力保護與免疫系統有重要作用。作者不僅呈現了營養對決的結果，更提供了科學的搭配建議，幫助我們以簡單的方式達成膳食均衡。

此外，本書還以全球化的視野，強調東西方飲食文化的碰撞與融合。東方飲食講求平衡，強調五穀雜糧與蔬菜的搭配；西

方飲食則注重蛋白質與鈣質的攝取。這些飲食哲學看似對立，實則可以相輔相成，為現代人提供更多元的健康選擇。作者以深刻的洞察力，引導讀者從科學的角度看待食物，打破地域與文化的界限，發掘更全面的營養方案。

值得一提的是，書中還討論了近年來備受矚目的飲食趨勢，如生酮飲食與細胞自噬飲食，並從專業角度分析其優勢與挑戰。這樣的內容不僅讓本書更具時代性，也為讀者在選擇飲食方式時提供了寶貴的參考。

在我多年的教學與研究經歷中，深知一部優秀的科普書籍，需要同時兼具專業性與可讀性，而本書正是這樣一部難能可貴的作品。它以豐富的內容與生動的語言，讓複雜的營養學知識變得親切可感。無論是一般大眾還是專業人士，都能從中獲益匪淺。

最後，我要感謝作者以其專業和敏銳的觀察力，為我們帶來這本好書，引領更多人走向健康飲食的道路。

臺灣大學醫學院教授兼附設醫院副院長

健康革命的鑰匙——
從科學飲食中獲得新生活

當今社會，隨著生活型態的變遷及工作壓力的增加，越來越多人開始意識到健康的重要性，並積極尋求改善健康的方式。無論是透過運動、調整作息，還是從飲食著手，所有的努力最終都指向同一個目標——延長健康壽命，提升生活品質。而在眾多健康管理方式中，飲食無疑是最容易實踐且最直接見效的途徑之一。

在過去的幾十年中，我們對於營養學的認知不斷深化，也因為如此，許多人陷入了琳瑯滿目的飲食建議中，不知道該如何選擇適合自己的方式。而本書正好應對了這個時代的需求，幫助我們剖析各類飲食的優劣，並提出了具體且可行的建議，讓每一個人都能找到最適合自己的飲食方式。

我與作者的合作源自我們對健康的共同追求。作為一名醫師，我深知科學飲食對健康的影響有多麼深遠。我常對我的患者強調，醫療是幫助身體康復的手段，但健康的維持，最根本還是要靠自己。從食物中獲得營養、平衡身體需求，這才是維護長期健康的關鍵。而這本書，正是將這些深奧的營養科學轉化為日常可操作的飲食策略，真正做到了「學以致用」。

本書的亮點在於，它並非單純列舉食物的營養成分，而是通

過詳細比較東西方飲食文化中的典型食材，深入淺出地分析每一類食物的優劣。書中透過營養素含量的數據比較，幫助讀者更直觀地理解不同食材如何影響我們的健康。這種方式讓人耳目一新，因為它不僅僅是理論的講解，更是生活中的實踐指南。

例如，書中對糙米、胚芽米和精緻米的比較，細緻地揭示了這些日常主食在營養上的差異。糙米富含膳食纖維、維生素B群和礦物質，是平衡血糖、維持腸道健康的良好選擇；胚芽米則在口感與營養之間取得了平衡，適合那些希望既享受美味又攝取營養的人群；而精緻米雖然口感細膩，但因去除了外層纖維與維生素，營養價值明顯降低。這樣的分析，讓每個人在選擇食物時都能心中有數，明白自己該如何搭配，才能吃得既健康又滿足。

此外，作者對於當前熱門的飲食趨勢，如生酮飲食與細胞自噬作用飲食的探討，也充滿了實用性與啟發性。這些飲食方式的原理雖然各有不同，但其核心都是促進身體的健康代謝。生酮飲食透過減少碳水化合物的攝取，促進身體產生酮體，以此來燃燒脂肪並穩定血糖；而細胞自噬作用飲食則是通過禁食或限制卡路里的方式，激發細胞的自我修復功能，延緩衰老並增強免疫系統。這兩種飲食方式針對不同的健康需求，可以靈活

選擇或交替進行，以達到最佳的健康效果。書中不僅提供了這些飲食的理論基礎，還附有具體的實踐建議和食譜設計，讓讀者能夠輕鬆上手，並從中獲益。

在我看來，這本書最大的價值在於，它不僅是營養學的知識寶庫，更是一個實用的指南，幫助我們在日常生活中做出更健康的選擇。書中的內容覆蓋了多種常見的食材和飲食模式，無論你是想減重、增強免疫力、改善腸道健康，還是單純希望保持健康的生活方式，都能在這本書中找到合適的建議。

對我來說，作為醫療領域的從業者，我深知飲食與健康之間的密切關聯。營養不僅僅是我們身體的燃料，它還是影響我們情緒、精力、甚至壽命的關鍵因素。我時常對患者說：「選擇正確的食物，就等於選擇了健康的未來。」而這本書，正是為了幫助每一位讀者，找到屬於自己的健康飲食之道。

作為盛弘醫藥股份有限公司的董事長，我很榮幸能夠推薦這本書給所有關注健康的人士。我相信，無論你是一位希望保持健康的普通讀者，還是營養學領域的專業人士，都能從本書中獲得啟發，並找到適合自己的飲食方式。透過書中的科學分析和實用建議，你將學會如何選擇食材、如何搭配營養，並最終掌握通往健康生活的鑰匙。

敏盛醫療體系執行長　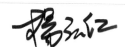

營養素的互補、融合與平衡，大大吃出健康

從撰寫第一本書開始至今，已經過了十一年。回首這段時間，營養知識早已成為我一生的事業，這條路需要持續投入心力、並不斷探索新知。這十一年間，我閱讀了上千本的營養相關書籍，參考國內外無數的學術文獻，深入研究每一種營養素、每一個飲食模式的科學基礎。我將這些知識內化為自己的生活理念，也在教學中分享給更多人。

每一本書的寫作都是一次新的成長。從第一本書《35921 代謝平衡、健康瘦身》開始，我將自己親身實踐的健康瘦身方法帶給讀者，試圖讓大家以簡單、實用的方式達到平衡代謝的效果。隨後，在《35921 史上最強瘦身密碼》中，我進一步探討了如何掌握飲食份量，用聰明的方法瘦身。在《洪泰雄 35921 吃出好體質》中，我分享了如何透過飲食改變體質，增進整體健康。至於《那些吃東西教我的事》，我則解答了讀者們常見的營養疑問，揭開健康飲食背後的科學依據。

這一路走來，每本書都代表著我在營養學中的不同階段，也反映了我不斷進步的寫作視野。然而，隨著知識的積累和思考的深化，我意識到單純的瘦身或飲食控制並不足夠，真正的健康來自對全方位營養的掌握。於是，這第五本書的主題「營養

東西軍」誕生了——它不僅是前四本書的延伸，更是我多年研究的智慧結晶。這次，我希望能夠跳脫過往的框架，以更深入的視角來剖析營養知識和食材的比較。

　　本書的一大特色在於食材之間的深入比較。不同於一般的營養書籍，我透過多種食材的營養成分和健康效益，進行實證分析，幫助讀者明白哪些食材在特定營養素上更具優勢。例如，紅肉與家禽、魚類與肝臟等食材的比較，讓讀者可以根據自己的健康需求進行選擇。同時，本書還對維生素 A、維生素 C、抗氧化劑、膳食纖維、蛋白質與脂肪酸等多種營養素進行了詳細的科學分析，幫助讀者更清楚了解這些營養素在身體健康中的作用。

　　此外，為了讓讀者能夠將這些知識真正運用到日常生活中，我在本書中首次加入了實用的食譜設計。這些食譜不僅僅是烹飪的指導，更是基於營養學的考量，讓每一道菜餚都能兼具美味與健康。讀者不僅可以學到如何選擇食材，還能學習到如何透過正確的烹飪方法，最大化保留食材中的營養價值，並達到均衡飲食的效果。這是我前四本書中所沒有的呈現方式，也正

是這本書的一大特色。

在現代社會中，人們越來越重視健康，而這本書正是為了滿足這樣的需求而寫。我深信，只有透過了解科學的營養知識，才能真正掌控自己的健康。這本書不僅僅是一部教科書，更是一本實用的生活指南，帶領讀者在科學指引下靈活運用知識，實現健康與美味兼得的生活方式。

我真誠地希望，這本書能成為您健康之路上的夥伴，帶給您實用的飲食靈感與啟發。無論您是追求瘦身，還是單純想要提升健康，這本書都能為您提供切實可行的建議。讓我們一起，在這條健康的道路上攜手前行，邁向更美好的未來。

營養東西軍的對決——選擇背後的營養科學

現代飲食已經成為一個複雜的話題，隨著科技與知識的進步，人們對於健康與營養的要求越來越高，但在面對琳瑯滿目的食物選擇時，如何做出明智的決策卻往往成為挑戰。我們常常聽到各種營養建議，但這些建議有時相互矛盾，讓人無所適從。消費者在選擇食物時，往往依賴於食品包裝上的標示或是廣告的宣傳，卻忽略了真正能為身體提供營養價值的食物。而本書的目的，就是要幫助讀者在這樣的環境中，做出更健康、更科學的選擇。

本書名為「營養東西軍」，靈感來自於我們日常生活中，無論是西方或東方的飲食文化中，食物種類繁多，各具特色。我們可以想像成這些食物在我們的餐桌上進行一場無聲的對決，誰的營養價值更高？誰更適合我們的健康需求？透過這樣的比喻，我們不僅能深入了解每一種食物的特點，還能掌握如何將不同的食物進行搭配，達到營養的互補，從而讓我們的飲食結構更加均衡。

營養互補：選擇的背後科學

每一種食物都有其獨特的營養價值和作用，然而單一的食物很少能夠提供我們身體所需的所有營養素。因此，如何將食物進行科學的搭配，讓它們相互補充，成為提升健康的重要策略。舉例來說，維生素 C 可以促進鐵的吸收，這意味著當我們食用富含維生素 C 的水果時，如柳橙、草莓，與富含鐵的食物如菠菜或豆類搭配，能幫助我們提高鐵的吸收，預防貧血。此外，脂溶性維生素如維生素 A、D、E 和 K 的吸收則需要脂肪的幫助，這說明將富含這些維生素的蔬菜與健康脂

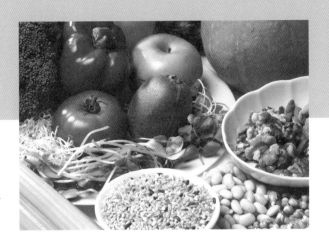

肪（如橄欖油、堅果）
一起食用，能顯著提升
營養的吸收率。

　　本書將會通過多個實例，來說明不同類別的食物之間如何相互補充，
並展示這些搭配如何在日常飲食中應用，幫助我們在日常飲食中獲得
最全面的營養。

食物的營養對決：如何在選擇中取勝

　　在本書的每一章節，我們將深入探討不同種類的食物之間的營養對
決。這些對決並不是為了強調某一食物比另一食物更優越，而是透過
科學的比較，幫助讀者了解這些食物在營養成分上的差異，從而根據
個人的健康需求做出最佳選擇。

　　例如番茄與紅椒都是我們日常生活中常見的蔬菜，兩者都富含維生
素C，但它們各自提供的其他營養成分有所不同。番茄富含茄紅素，
這是一種強效的抗氧化劑，有助於降低心血管疾病風險，而紅椒則富
含 β - 胡蘿蔔素，對於保護視力和增強免疫系統功能有顯著效果。當
這兩種食物一起食用時，能夠形成營養上的互補，為我們的身體提供
更全面的保護。

　　而米飯和麵條也是我們日常飲食中常見的主食選擇。它們在碳水化

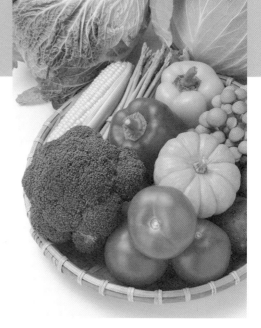

合物的含量上相差不大，但麵條的膳食纖維含量較高，有助於促進腸道健康。因此，根據我們對碳水化合物或纖維的需求不同，這兩者的選擇也可以靈活調整。

飲食的科學與文化：
東西方的碰撞與融合

「營養東西軍」的另一個核心概念，是飲食文化的多樣性與融合。隨著全球化的進程，東方與西方的飲食文化逐漸相互影響，讓我們能夠享受到來自不同地區的美食。但在享受的同時，我們也需要了解這些食物對健康的影響，並且根據我們自身的身體需求，做出更適合的選擇。

東方飲食注重平衡與和諧，強調五穀雜糧、蔬菜與豆類的搭配，這些食物富含纖維、維生素與礦物質，有助於促進腸道健康和心血管健康。而西方飲食則偏重於蛋白質與脂肪的攝取，尤其是肉類、奶製品等，這些食物提供了豐富的蛋白質和鈣質，有助於增強骨骼與肌肉健康。

在這樣的背景下，本書將帶領讀者探討如何結合東西方飲食的精髓，實現營養的平衡與互補。我們將探討如何將東方的纖維與抗氧化劑與西方的蛋白質與鈣質相結合，從而打造出一套更符合現代健康需求的飲食方式。

現代飲食趨勢的重點舉例：生酮飲食與細胞自噬作用飲食

近年來，生酮飲食（Ketogenic Diet）與細胞自噬作用飲食（Autophagy-Inducing Diet）已成為熱門話題，並且被廣泛討論，尤其在控制體重與提升代謝健康方面，這兩種飲食方式都展現了其獨特的優勢。

生酮飲食是一種高脂肪、低碳水化合物的飲食模式，其核心目的是讓身體進入一種稱為「酮症」的代謝狀態，從而將脂肪作為主要的能量來源，減少對碳水化合物的依賴。這種飲食方式不僅能有效降低體重，還有助於穩定血糖，對於 2 型糖尿病患者具有潛在益處。然而，生酮飲食的長期安全性仍有爭議，因為它可能導致營養不均衡，尤其是纖維攝取不足。

相比之下，細胞自噬作用飲食強調的是間歇性禁食的概念，即通過規律的禁食周期來啟動身體的自我修復機制——細胞自噬。這一過程能清除體內受損的細胞並產生新的細胞，有助於抗老化、減少炎症和提高代謝效率。與生酮飲食不同的是，細胞自噬作用飲食

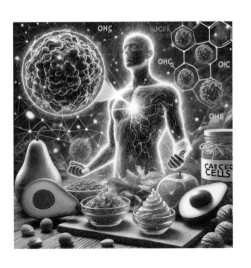

更強調飲食結構的靈活性，允許更廣泛的食物選擇，並且不限制碳水化合物的攝取。

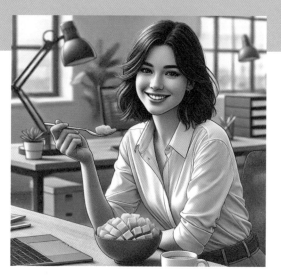

在本書中，我們將深入比較這兩種飲食方式的科學依據，探討它們各自的優勢與局限，並提供實用的飲食建議，幫助讀者根據自身的健康目標選擇合適的飲食策略。

結語：走向科學與健康的飲食選擇

本書的目的是幫助讀者在日常飲食中做出更為科學的選擇。我們不僅僅提供食物的營養數據，更重視如何將這些數據轉化為實際的飲食策略。每個人都是獨特的，我們的飲食需求也因年齡、性別、生活方式等因素而異。因此，在閱讀本書的過程中，我們鼓勵讀者根據自己的健康狀況，靈活應用書中的知識，找到最適合自己的飲食方案。

透過營養的「東西軍」對決，我們不僅能了解每一種食物的營養價值，還能學會如何將它們進行科學的搭配，從而提升整體的健康狀況。希望本書能為您的日常飲食帶來啟發，幫助您做出更智慧的選擇，走向更健康的未來。

Part 1

營養東西軍
綜合說明

本篇討論了如何評估食物的營養價值,從宏量營養素
(如蛋白質、脂肪、碳水化合物)、微量營養素(如維生
素和礦物質)、抗氧化劑、膳食纖維以及植物化學物質
的多樣性等方面進行評估。不同的營養素提供能量、
支持免疫、促進代謝和細胞健康。

文中還探討了食物中天然化合物的分類及其健康益
處,強調了營養互補性的重要性,例如維生素C能促進
鐵的吸收,脂肪能提高脂溶性維生素的吸收效率,這
些搭配可以幫助更全面地獲取營養,促進整體健康。

01 | 如何評估食物的營養價值

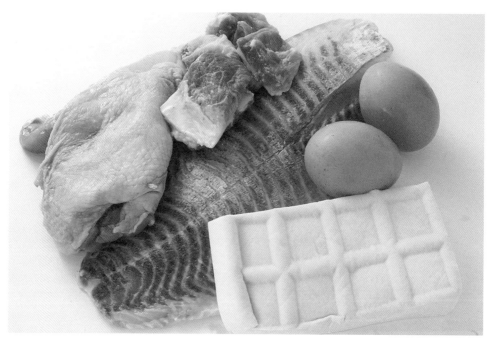

▲天然化合物決定魚、肉、蛋、豆類及其他各類食物的營養價值。

　　在現代社會，對健康飲食的需求越來越強烈，但面對琳琅滿目的食物選擇，如何評估其營養價值並做出最佳選擇，仍然是一項挑戰。食物的營養價值是由其內部多種天然化合物決定的，這些化合物不僅提供能量，還參與體內各種生理功能的調節。評估食物的營養價值可以從以下幾個關鍵維度來進行。

　　食物的營養價值可以從以下幾個維度來評估：

　　·**宏量營養素的含量**：蛋白質、脂肪、碳水化合物的比例，這是能量的主要來源，也是飲食結構的重要組成部分。

‧**微量營養素的豐富性**：包括維生素和礦物質，它們是身體進行正常生理功能的必需成分，但需求量較少。

‧**抗氧化能力**：許多植物性食物中含有高濃度的抗氧化劑，這些成分有助於保護細胞免受氧化損害。

‧**膳食纖維**：纖維對於消化系統的健康和血糖的穩定有重要作用。

‧**植物化學物質的多樣性**：例如異黃酮、多酚等這些化合物，不僅能夠提升免疫力，還能減少心血管疾病風險。

宏量營養素的含量

宏量營養素包括蛋白質、脂肪和碳水化合物，這三者是食物中的能量來源。蛋白質是細胞結構和修復的重要組成部分，還參與酶、激素和抗體的生成；脂肪提供能量儲備，幫助維持細胞結構並支持脂溶性維生素的吸收；碳水化合物則是大腦和肌肉的主要能量來源。因此，在日常飲食中，保持這三者的平衡非常重要。

為了評估一種食物的營養價值，我們應注意其宏量營養素的比例。例如，全穀物類食物通常含有豐富的碳水化合物和膳食纖維，但其

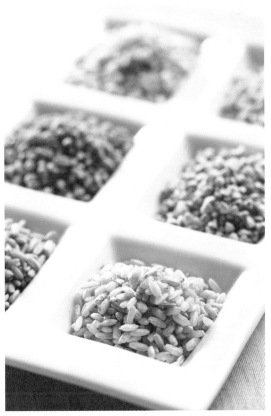

▲五穀類等全穀物類食物通常含有豐富的碳水化合物和膳食纖維。

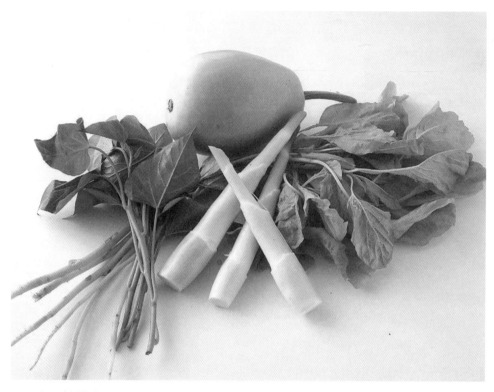

▲深綠色葉菜富含維生素K和葉酸，對血液凝固和細胞分裂非常重要。

蛋白質含量相對較低；而肉類則富含蛋白質和脂肪，碳水化合物幾乎為零。了解這些差異有助於根據個人體質和健康需求，調整日常飲食的結構。

微量營養素的豐富性

　　微量營養素包括維生素和礦物質，它們雖然需求量較少，但對身體的正常功能至關重要。維生素A、C、D、E、K等以及鐵、鋅、鈣等礦物質，分別參與免疫系統、骨骼健康、血液生成、抗氧化保護等多個生理過程。因此，當我們選擇食物時，不僅要關注它能提供多少能量，還要考慮其微量營養素是否足夠豐富。

例如，深綠色葉菜富含維生素K和葉酸，對血液凝固和細胞分裂非常重要；海產類食物富含碘和鋅，對甲狀腺健康和免疫功能有顯著影響。評估食物時，選擇那些在微量營養素上表現優異的食物，能確保我們獲得更多健康益處。

抗氧化能力

抗氧化劑能夠中和體內的自由基，防止細胞受到氧化損害。植物性食物如莓果、葡萄、綠茶等富含抗氧化劑，它們有助於降低心血管疾病、癌症和其他與氧化壓力相關疾病的風險。在評估食物的營養價值時，食物的抗氧化能力應被視為重要指標之一。

例如，藍莓因其富含花青素而被廣泛認可為抗氧化「超級食物」。食物中的多酚類、類胡蘿蔔素等也是重要的抗氧化劑，選擇這類食物有助於長期維持健康。

膳食纖維

膳食纖維對於促進消化系統健康和穩定血糖水平至關重要。富含纖維的食物包括全穀物、豆類、蔬菜和水果。纖維可以促進腸道蠕動、增加飽足感並減少消化道中的炎症反應。此外，膳食纖維還有助於控制膽固醇水平，降低心臟病風險。

在選擇食物時，應優先考慮那些膳食纖維含量高的食物，尤其是對於預防便秘或改善腸道健康有需求的群體。

植物化學物質的多樣性

植物化學物質（如異黃酮、多酚、植物甾醇等）雖然不是必需的

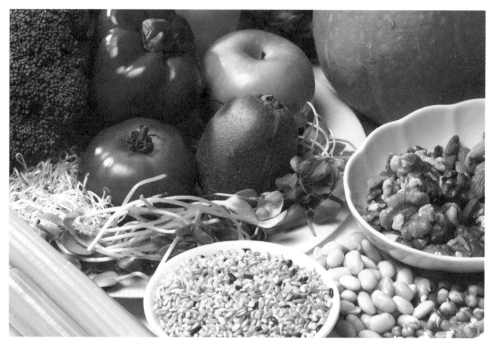

▲富含纖維的食物包括全穀物、豆類、蔬菜和水果。

營養成分，但它們對免疫系統、荷爾蒙調節和心血管健康等方面具有多種積極作用。這些物質廣泛存在於豆類、堅果、穀物、水果和蔬菜中。

　　植物化學物質的多樣性對於降低慢性病風險至關重要，因此，評估一種食物的植物化學物質含量，有助於選擇對身體有更全面保護作用的食物。

02 | 天然化合物概述

　　營養學是一門探討食物成分如何影響人體健康的學科，而其中一個重要的概念就是天然化合物。天然化合物是指來自植物、動物、微生物等自然界中的化學物質，這些物質對人類健康有不同的影響。天然化合物可以分為許多類型，常見的包括維生素、礦物質、抗氧化劑、纖維、以及植物化學物質。

　　在這個單元，我們將首先介紹天然化合物的基本分類，並深入探討它們如何通過不同的途徑作用於人體。這些化合物中的某些可以防止慢性疾病，促進身體機能；而另一些則能提供能量、維持組織的健康。

　　天然化合物之所以重要，是因為它們並不是孤立存在於某一食物中，而是以多樣的形式組合出現，並在互補作用下產生更強的健康效應。例如，維生素C和鐵在一起時能提高鐵的吸收效率，這就是所謂的營養互補。了解這些化合物的分類和作用，能夠幫助我們在日常飲食中做出更明智的選擇，最大化食物中的營養價值。

　　每一類天然化合物都具有其特定的功能和健康效益。例如，維生素A對於視力和免疫系統至關重要，而多酚則具有強大的抗氧化能力，能夠幫助抵抗自由基的損害。我們將逐一介紹每一類天然化合物的生理功能、常見來源食物、以及這些化合物如何相互作用來增強或調節其效用。

　　這些化合物在不同食物中的分佈並不均勻，因此學會如何選擇不同的食物來滿足各類化合物的需求，將成為健康飲食的重要基礎。食物之間的互補性及其在營養對決中的角色將會貫穿整個營養東西軍的

對比過程。現在先統整列表如下，下文再詳細說明之。

天然化合物分類表

類別	主要物質
脂溶性維生素	維生素 A、維生素 D、維生素 E、維生素 K
水溶性維生素	維生素 B 群（B1、B2、B3、B5、B6、B7、B9、B12）、維生素 C
巨量礦物質	鈣、磷、鎂、鈉、鉀、氯、硫
微量礦物質	鐵、鋅、銅、碘、錳、硒、鉻、氟、鉬
膳食纖維	水溶性纖維（如燕麥、蘋果）、非水溶性纖維（如全穀物、堅果）
抗氧化劑	穀胱甘肽、穀胱甘肽前驅物、煙醯胺單核苷酸（NMN）、多酚（如茶葉中的多酚）、白藜蘆醇、薑黃素、茄紅素、蝦紅素、β- 胡蘿蔔素、異黃酮、植物甾醇
脂肪酸	ω-3 脂肪酸、ω-6 脂肪酸

脂溶性維生素

A.維生素A

功能：維生素A對於視力、免疫系統、皮膚和細胞增殖有關鍵作用。它參與視網膜內的光感受過程，缺乏會導致夜盲症。維生素A還能促進免疫系統的健康運作，保護身體免受感染。

來源：胡蘿蔔、菠菜、甜薯、肝臟和魚類都是維生素A的重要來源。尤其是植物中的 β-胡蘿蔔素，在人體內能轉化為維生素A。

互補性：富含脂肪的食物，如堅果或橄欖油，有助於提升維生素A的吸收，因為它是脂溶性維生素。

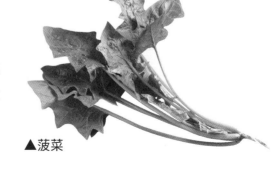
▲菠菜

B. 維生素D

功能：維生素D是維持鈣和磷平衡的關鍵營養素，有助於促進骨骼和牙齒的健康。它還對免疫系統有支持作用。

來源：魚肝油、鮭魚、牛奶、蛋黃和陽光照射下合成的維生素D是主要來源。

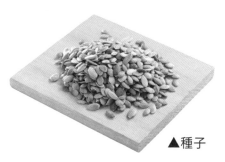
▲魚肝油

互補性：維生素D與鈣互補，因為它能幫助人體更有效地吸收鈣質。將含鈣的食物與維生素D豐富的食物一起攝取有助於強化骨骼。

C. 維生素E

功能：維生素E是一種強效的抗氧化劑，能保護細胞膜免受自由基的損傷。它還促進皮膚健康，並支持免疫系統的功能。

▲種子

來源：堅果、種子、植物油（如葵花油、橄欖油）、菠菜和酪梨富含維生素E。

互補性：維生素E與維生素C常常協同工作，維生素C可以幫助再生維生素E的抗氧化能力，增加其在體內的功效。

D. 維生素K

功能：促進血液凝固：維生素K是許多凝血因子的必要組成部分，參與凝血蛋白（如凝血酶原）的合成，幫助防止過度出血。缺乏維生素K可能會導致出血問題。

支持骨骼健康：維生素K參與鈣的代謝，幫助激活骨鈣素（osteocalcin），這是一種將鈣固定在骨骼中的蛋白質，促進骨骼礦化，預防骨質疏鬆症和骨折。

促進心血管健康：
維生素K 對預防血管鈣
化也有一定的作用，幫
助維持心血管系統的健
康。

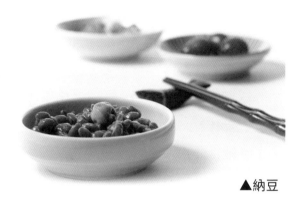
▲納豆

來源：綠葉蔬菜：
如羽衣甘藍、菠菜、甘藍
菜、青花菜和莧菜等，都
含有豐富的維生素K。發酵食品：如納豆（富含維生素K2）。

其他食物：魚類、肝臟、肉類和蛋黃也含有少量的維生素K。

互補性：與鈣的互補性：維生素K能夠促進鈣的正常利用，減少
血管中鈣的沉積，幫助將鈣固定在骨骼中，從而維持骨骼健康。與維
生素K一起攝取鈣質豐富的食物，能有效促進骨骼健康，減少骨質疏鬆
的風險。

與維生素D的互補性：維生素D能夠促進鈣的吸收，維生素K則幫
助將鈣沉積到骨骼中。兩者共同作用，幫助維持骨骼的強健，減少鈣
質流失。

與抗凝血藥物的相互作用：服用抗凝血藥物（如華法林）的人需
注意維生素K的攝取，因為維生素K會減弱這些藥物的作用，可能影響
凝血功能，因此需要保持攝取量穩定。維生素K對血液凝固、骨骼健康
和心血管系統的保護作用，與其他營養素協同工作，對維持身體健康
至關重要。

水溶性維生素

A.維生素B群

功能：維生素B群包括多種維生素，如B1、B2、B3、B5、B6、B7

、B9（葉酸）和B12，它們參與新陳代謝，幫助將食物轉化為能量。B群維生素還對神經系統健康至關重要。

　　來源：全穀物、肉類、蛋、乳製品、豆類和綠葉蔬菜是維生素B群的主要來源。

　　互補性：維生素B群之間有密切的合作關係，它們共同參與能量代謝、神經系統功能維持以及紅血球生成等多個重要過程。特別是維生素B6、B9　和B12，在降低同型半胱氨酸水平方面相互補充，能降低心血管疾病風險。因此，維持一個均衡攝取所有B群維生素的飲食是至關重要的。

維生素B1（硫胺素）

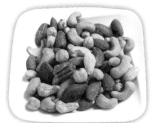

　　功能：維生素B1參與碳水化合物代謝，幫助將葡萄糖轉化為能量。它對神經系統功能正常運作至關重要，缺乏可能導致腳氣病或神經系統損傷。

　　來源：豬肉、全穀類、豆類、堅果、種子。

▲堅果

　　互補性：與碳水化合物富含的食物一起攝取，能更好地促進碳水化合物的代謝，產生能量。

維生素B2（核黃素）

　　功能：維生素B2 參與能量代謝，幫助轉化脂肪、碳水化合物和蛋白質為能量。它對皮膚、眼睛和神經的健康也至關重要。

　　來源：奶製品、蛋、肉類、綠葉蔬菜、杏仁。

　　互補性：與其他維生素B群共同作用，特別是B6 和B12，有助於維持正常的能量代謝。

維生素B3（菸鹼酸）

　　功能：維生素B3幫助脂肪、蛋白質和碳水化合物的代謝，參與

DNA修復和細胞分裂。它對消化系統健康和膽固醇的調節有幫助。

來源：瘦肉、魚類、全穀類、堅果、豆類。

互補性：與B6 和B12 配合，有助於代謝過程的順利進行，並幫助降低血液中的膽固醇水平。

維生素B5（泛酸）

功能：參與脂肪酸和膽固醇的合成，對能量代謝和荷爾蒙生成非常重要。

來源：雞肉、蛋、牛奶、豆類、全穀類。　　▲雞腿肉

互補性：與其他維生素B群一起參與能量代謝，特別是與B3 的脂肪代謝過程相互補充。

維生素B6（吡哆醇）

功能：幫助蛋白質代謝、神經遞質生成、免疫系統健康和紅血球的形成。缺乏可能導致貧血和神經損傷。

來源：雞肉、魚類、豆類、香蕉、堅果。

互補性：與B12 和葉酸配合，幫助維持心血管健康，並參與同型半胱氨酸的代謝，降低心臟病風險。

維生素B7（生物素）

功能：參與脂肪、蛋白質和碳水化合物的代謝，特別對皮膚、頭髮和指甲健康有益。

來源：蛋黃、堅果、種子、豆類。

互補性：與其他B群維生素共同作用，有助於促進能量代謝，特別是與維生素B5 配合，參與脂肪酸合成。

維生素B9（葉酸）

功能：參與DNA合成、紅血球生成，對孕婦尤為重要，可預防胎兒神經管缺陷。它也幫助降低血液中的同型半胱氨酸水平。

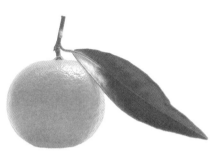

▲柑橘類水果，橙（柳丁）

來源：綠葉蔬菜、豆類、柑橘類水果、全穀類、酵母。

互補性：與B6 和B12 共同作用，幫助代謝同型半胱氨酸，維持心血管健康。

維生素B12（鈷胺素）

功能：參與DNA和紅血球生成，對神經系統健康至關重要。缺乏會導致惡性貧血和神經損傷。

來源：動物性食物，如肉類、魚類、蛋、奶製品。

互補性：與葉酸和B6 一起參與同型半胱氨酸的代謝，減少心血管疾病風險。

B.水溶性維生素：維生素C

功能：維生素C不只是水溶性維生素，還是一種強效抗氧化劑。能幫助抵抗自由基的損害，促進膠原蛋白的合成，並增強免疫功能。它還促進鐵的吸收，有助於防止貧血。

來源：柑橘類水果、草莓、青椒、綠葉蔬菜和番茄。

互補性：維生素C與非血紅素鐵（植物來源的鐵）互補，可提高鐵的吸收率。因此，將含鐵豐富的食物如菠菜與富含維生素C的食物搭配，能有效預防缺鐵性貧血。

巨量礦物質

巨量礦物質（macrominerals）是指人體需要較大劑量的礦物質，通常每日需求量100毫克。這些礦物質對維持身體的正常生理功能至關重要，並參與許多關鍵的生理過程。

巨量礦物質在人體內的協同作用非常重要，因為它們不僅各自承擔特定的功能，還彼此互補，支持多個系統的正常運作。適當的飲食搭配，確保這些礦物質的充分攝入，對於保持長期的健康至關重要。

以下是常見的巨量礦物質、它們的功能、來源及互補性。

A. 鈣

功能：鈣是骨骼和牙齒的材料，還參與神經信號傳導和肌肉收縮。

來源：乳製品、綠葉蔬菜、豆腐和魚類（特別是帶骨魚）都是鈣的重要來源。

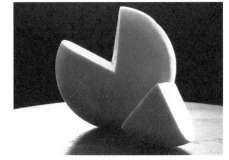
▲起司等乳製品

互補性：維生素D有助於促進鈣的吸收，因此含鈣食物與維生素D豐富的食物（如魚類、蛋黃）或陽光照射可提升鈣的吸收效果。鎂和磷與鈣協同作用於骨骼健康。

B. 磷

功能：幫助形成骨骼和牙齒，並與鈣一起維持骨骼結構；參與細胞內的能量代謝，並是細胞膜的主要成分；維持酸鹼平衡。

來源：肉類、家禽、魚類、乳製品、豆類、堅果和全穀類。

互補性：與鈣一起協同作用，幫助維持骨骼健康。鈣與磷的比例平衡對於骨骼發育非常重要。

C. 鎂

功能：維持肌肉和神經的正常功能，包括肌肉收縮和放鬆；參與蛋白質合成和DNA複製，有助於調節血糖和血壓，並促進心臟健康，維持骨骼健康。

來源：綠葉蔬菜（如菠菜）、堅果、種子、全穀類、豆類和魚類。

互補性：與鈣共同作用於骨骼和肌肉功能，鎂幫助肌肉放鬆，而鈣則幫助肌肉收縮，兩者平衡對於維持正常的神經和肌肉功能至關重要。鎂還能促進維生素D的活化，從而提高鈣的吸收。

D. 鈉

功能：維持體內水分和電解質平衡，調節血壓；促進神經信號的傳遞和肌肉的正常功能。

來源：食鹽（氯化鈉）、加工食品、醬油、奶酪和鹹肉類。

互補性：與鉀共同作用於水分平衡，鈉負責水分的滯留，而鉀則幫助排出多餘的水分，兩者平衡對於血壓控制至關重要。

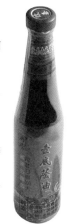

▲醬油

E. 鉀

功能：維持細胞內外的液體和電解質平衡；幫助調節血壓，降低鈉的影響；支持神經傳遞和肌肉收縮。

來源：香蕉、馬鈴薯、菠菜、酪梨、橙汁和豆類。

互補性：鈉和鉀共同調節體內的水分平衡，維持正常的細胞功能。鎂和鉀共同作用，支持肌肉和神經功能。

功能：維持體內的水分平衡和酸鹼平衡；是胃酸（鹽酸，HCl）的主要成分，幫助消化食物。

來源：食鹽、加工食品、海鹽和蔬菜。

互補性：鈉和鉀與氯共同維持電解質平衡，並調節體內的酸鹼平衡。

G.硫

功能：是一些氨基酸（如蛋氨酸和胱氨酸）的組成部分，這些氨基酸對於蛋白質合成和細胞功能至關重要。也是支持皮膚、頭髮和指甲的健康。

▲高麗菜

來源：富含蛋白質的食物，如肉類、家禽、魚類、蛋和豆類，還有十字花科蔬菜如高麗菜、青花菜和捲心菜。

互補性：硫與維生素B群（特別是B1和B7）共同作用於能量代謝和蛋白質合成。

微量礦物質

微量礦物質（trace minerals）是指人體每日需求量少於100毫克的礦物質，雖然需求量較低，但它們在生理功能中的作用至關重要。這些微量礦物質在維持人體的正常運作方面雖然需求量較小，但對於代謝、免疫、甲狀腺功能、骨骼健康等方面有著至關重要的作用。搭配合理的膳食，確保多樣化的營養攝取，能幫助身體獲取所有必要的微量礦物質。以下是常見的微量礦物質、它們的功能、來源及互補性。

A. 鐵

功能：鐵是血紅素的材料，負責將氧氣輸送至全身；支持免疫系統功能和能量代謝。

來源：

・動物性來源（血紅素鐵）：紅肉、家禽、魚類、肝臟。

・植物性來源（非血紅素鐵）：菠菜、豆類、強化穀物、扁豆。

互補性：維生素C能促進植物性鐵的吸收，因此建議將含鐵食物與富含維生素C的食物（如柳橙、番茄）一起食用。銅也有助於鐵的代謝和吸收。

B. 鋅

功能：支持免疫系統健康，幫助傷口癒合。參與蛋白質和DNA的合成，維持味覺和嗅覺的正常功能。參與酶的功能，促進細胞分裂和成長。

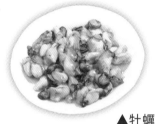

▲牡蠣

來源：貝類（如生蠔、牡蠣）、紅肉、家禽、豆類、堅果和全穀物。

互補性：鐵和鋅在吸收時具有競爭性，因此應該避免同時攝取大量鐵和鋅補充劑，以免相互干擾吸收。

C.銅

功能：幫助鐵的吸收和利用，並促進血紅素的形成；是多種酶的輔助因子，參與能量生成、膠原蛋白合成和抗氧化過程；維持免疫系統健康。

來源：貝類、全穀物、堅果、種子、豆類和肝臟。

互補性：鐵和銅之間具有協同作用，銅能夠幫助鐵的代謝和利用。

D. 碘

功能： 是甲狀腺激素的主要成分，幫助調節新陳代謝、能量產生和生長發育。

來源： 海藻、海產類（如魚類、貝類）、加碘鹽和奶製品。

互補性： 硒參與甲狀腺激素的代謝過程，與碘共同維持甲狀腺的正常功能。

E. 錳

功能： 參與酶的活動，幫助骨骼發育、能量代謝、抗氧化和傷口癒合。

來源： 全穀類、堅果、豆類、葉綠蔬菜和茶葉。

互補性： 鎂與錳共同參與骨骼健康和酶的活性，兩者在代謝和骨骼發育方面具有協同作用。

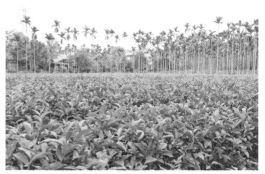

▲產製茶葉的茶園

F. 硒

功能： 是抗氧化酶的成分，保護細胞免受氧化損傷。支持甲狀腺功能，幫助甲狀腺激素代謝。

來源： 巴西堅果、魚類、雞蛋和全穀類食物含有豐富的硒。

互補性： 維生素E與硒共同增強抗氧化能力，保護細胞免受自由基的損傷。碘和硒協同作用於甲狀腺功能，幫助激素合成。

G. 鉻

功能： 幫助維持血糖穩定，增強胰島素的效果。

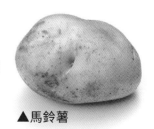

▲馬鈴薯

來源：肉類、乳製品、全穀類、麵包、啤酒酵母和蔬菜（如馬鈴薯）。

互補性：鉻與胰島素的協同作用有助於葡萄糖的代謝，對糖尿病患者尤其重要。

H.氟

功能：幫助預防蛀牙，增強牙齒和骨骼的強度。

來源：氟化飲用水、魚類和茶葉。

互補性：與鈣共同作用於骨骼和牙齒的健康，幫助強化骨骼結構並預防蛀牙。

I.鉬

功能：參與代謝過程中的酶反應，幫助分解有毒物質，特別是硫的代謝。

來源：豆類、穀物、堅果和綠葉蔬菜。

互補性：與硫和銅共同參與代謝反應，促進酶功能。

膳食纖維

膳食纖維可以分為水溶性纖維和非水溶性纖維，兩者對健康有不同的功效。水溶性纖維適合幫助降低膽固醇、穩定血糖，以及養護腸道菌群。非水溶性纖維則更適合促進腸道健康，幫助預防便秘和腸道疾病。

為了獲得全面的健康益處，飲食中應包括兩種類型的纖維，可以通過多樣化選擇水果、蔬菜、全穀物和豆類來達成均衡攝取。讓我們來看一下它們的功能、如何被利用，以及食物的選擇。

A.水溶性纖維

功能：

· **降血糖**：水溶性纖維能減緩糖類吸收，有助於穩定血糖，特別對糖尿病患者有益。

· **降低膽固醇**：與膽固醇結合，促進膽固醇的排出，幫助降低壞膽固醇（LDL）。

· **促進腸道健康**：能在腸道內發酵，為益生菌提供食物，維持腸道菌群的平衡。

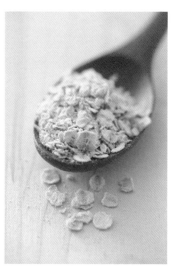

如何被利用：水溶性纖維在水中溶解，形成黏稠的凝膠，減緩食物通過消化道的速度，延長飽足感，穩定血糖並減少脂肪吸收。

▲燕麥

食物來源：燕麥、蘋果、梨、胡蘿蔔、大麥、豆類、亞麻籽、奇亞籽、柑橘類水果。

B.非水溶性纖維

功能：

· 促進腸道蠕動：增加糞便體積，幫助排便，預防便秘。

· 減少腸道疾病風險：降低結腸直腸癌及其他消化系統疾病風險。

如何被利用：非水溶性纖維不會在水中溶解，且不會被腸道細菌完全分解。它在消化道中如同「刷子」，幫助清除腸道廢物，促進排便。

食物來源：全穀物（如全麥麵包、糙米）、堅果、種子、蔬菜（如花椰菜、菠菜）、水果皮、小麥糠。

抗氧化劑

　　抗氧化劑的不同功能，平衡攝取多種類型的抗氧化物質，可以大幅增強人體的抗氧化防禦機制。綠茶、莓果和橄欖油每日可作為多酚和抗氧化劑的主要來源，定期食用富含蝦紅素的海鮮如鮭魚，搭配番茄製品來補充茄紅素及蝦紅素。此外，烹調中加入薑黃素、NMN和穀胱甘肽相關的食材，能進一步提升抗氧化保護，幫助細胞對抗氧化損傷。

A.穀胱甘肽

　　功能：保護細胞免受氧化損傷，再生維生素C和E。

　　來源：十字花科蔬菜（如青花菜、甘藍）、大蒜、洋蔥、酪梨、蘑菇。

▲蘑菇

　　互補性：與維生素C和E協同作用，維生素C能再生穀胱甘肽，三者共同增強抗氧化效果。

B.穀胱甘肽前驅物

　　功能：提升體內穀胱甘肽水平，增強抗氧化防禦。

　　來源：蛋白質豐富食物（如雞蛋、家禽）。

　　互補性：與維生素C互補，兩者共同增強體內的抗氧化防禦機制。

C.煙醯胺單核苷酸

　　功能：提高細胞抗氧化能力，促進DNA修復。

　　來源：青花菜、酪梨、番茄、黃瓜、牛肉。

　　互補性：與茄紅素協同作用，茄紅素保護心血管，NMN則促進細

胞能量代謝，共同減少氧化壓力。

D.多酚

功能：減少炎症，保護心血管健康，對抗自由基。

來源：茶葉（綠茶、紅茶）、葡萄、莓果（藍莓、草莓）、橄欖油。

互補性：與維生素E互補，維生素E保護細胞膜，多酚減少細胞氧化損傷，兩者一起強化心血管健康。

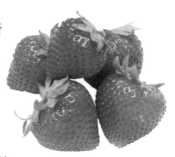
▲草莓

E.白藜蘆醇

功能：抗炎、抗衰老，保護心血管健康。

來源：紅酒、葡萄皮、花生。

互補性：與Ω-3脂肪酸協同作用，Ω-3脂肪酸支持心血管健康，兩者共同減少發炎反應。

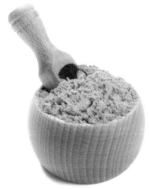

F.薑黃素

功能：強效抗炎、抗氧化，對關節健康特別有益。

來源：薑黃粉。

互補性：與維生素D互補，薑黃素抗炎，維生素D促進鈣吸收，兩者有助於減少骨骼與關節損傷。

▲薑黃粉

G.茄紅素

功能：保護心血管健康，減少皮膚損傷，預防癌症。

來源：番茄及其製品。

互補性：與維生素C協同作用，維生素C抗氧化，茄紅素保護心血管，共同減少氧化壓力。

H.蝦紅素

功能：強效抗氧化劑，保護眼睛和皮膚，減少紫外線損害。

來源：鮭魚、蝦、螃蟹。

互補性：與維生素A協同作用，維生素A促進視力健康，蝦紅素則減少紫外線對眼睛的傷害。

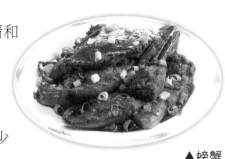

▲螃蟹

I. β-胡蘿蔔素

功能：β-胡蘿蔔素是維生素A的前體，能促進視力健康和免疫系統功能。

來源：胡蘿蔔、南瓜、甘薯和菠菜富含β-胡蘿蔔素。

互補性：當β-胡蘿蔔素與富含健康脂肪的食物（如堅果、橄欖油）一起攝取時，脂肪能提高其吸收率，從而增強其效果。此外，β-胡蘿蔔素與其他抗氧化劑（如維生素C和E）搭配時，能共同作用，減少細胞損傷，促進全面的抗氧化防禦機制。

J. 異黃酮

功能：異黃酮是一種植物雌激素，具有類似人體雌激素的作用，有助於平衡荷爾蒙，特別是在更年期時對女性的健康有益。異黃酮還被認為能減少骨質流失，並可能降低某些癌症的風險（如乳腺癌和前列腺癌）。

來源：大豆及其製品（如豆腐、豆漿、納豆）是異黃酮的主要來

源。其他豆類如扁豆和豌豆也含有少量異黃酮。

互補性：異黃酮的吸收與富含脂肪的食物相互促進，因此，將大豆產品與健康的脂肪（如橄欖油或堅果）一起食用有助於提高其功效。

K. 植物甾醇

功能：植物甾醇是天然存在於植物中的化合物，有助於降低膽固醇水平，從而減少心血管疾病的風險。它們通過減少腸道對膽固醇的吸收來達到這一效果。

來源：植物甾醇存在於植物油（如亞麻仁油、菜籽油、橄欖油）、堅果、種子、全穀物和蔬菜中。現代加工食品中，如強化麥片和橙汁，也可能額外添加植物甾醇。

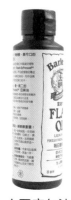

▲亞麻仁油

互補性：植物甾醇與高纖維飲食搭配有助於進一步降低膽固醇。膳食纖維也有助於減少膽固醇的吸收，因此富含纖維的全穀類食物與植物甾醇搭配效果最佳。

脂肪酸

A. ω-3脂肪酸

功能：ω-3脂肪酸是一種必需脂肪酸，對於心臟健康、腦功能和炎症調節有重要作用。它有助於降低心血管疾病的風險，並支持認知功

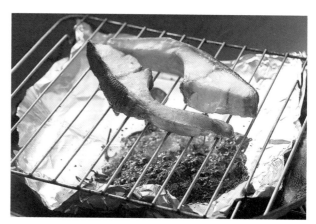

▲鮭魚

能，尤其對老年人有益。

來源：魚油（如鮭魚、鯖魚）、亞麻籽油、核桃和奇亞籽是ω-3脂肪酸的主要來源。

互補性：ω-3脂肪酸與富含抗氧化劑的食物（如綠茶或藍莓）一起食用，能進一步減少炎症並保護心血管系統。特別是ω-3與多酚類食物一起搭配，能協同作用，提升抗炎效果。

B. ω-6脂肪酸

功能：ω-6脂肪酸也是一種必需脂肪酸，能夠幫助促進皮膚健康、降低血液中的壞膽固醇（LDL），並支持人體的生長與發展。然而，過多的ω-6可能會引發炎症，因此保持ω-3與ω-6的平衡至關重要。

來源：植物油（如大豆油、葵花油）、堅果、種子和一些肉類產品中含有豐富的ω-6脂肪酸。

互補性：ω-6脂肪酸應與ω-3脂肪酸保持平衡攝取。ω-3和ω-6的比例適當時能促進心血管健康，但若攝取過多的ω-6而缺乏ω-3，則可能

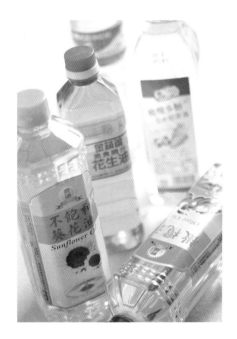

加劇炎症反應。因此，均衡攝取這兩類脂肪酸能幫助達到最佳健康效益。

這幾大類天然化合物涵蓋了人體所需的基本營養素，並透過不同食物中的豐富來源被吸收。我們可以透過科學的飲食搭配，來充分利用它們的營養價值，特別是通過了解它們之間的互補性與協同作用，更有效地提升健康狀況。

03 營養對決與互補性：
打破類別界限

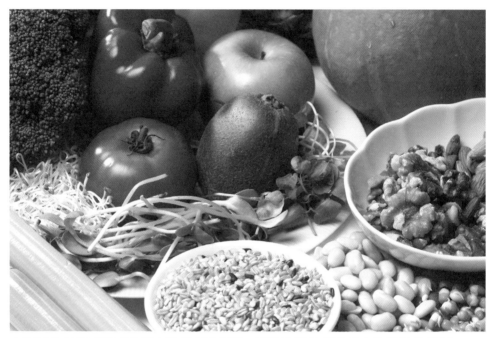

▲互補性是指兩種或多種食物共同食用時，其營養價值相互補充和增強的效果。

　　接著，我們將探討為什麼跨類別的營養比較是必要的。不同類別的食物並不僅僅是營養成分的簡單堆疊，往往它們的相互搭配會產生出更強的營養效應，這就是所謂的互補性。例如，蔬菜中豐富的維生素C可以增強動物性食物中鐵的吸收，而富含脂肪的食物則可以幫助脂溶性維生素（如維生素A、D、E、K）的吸收。

　　單一的食物很少能夠提供人體所需的所有營養素，因此，了解如何將不同食物搭配在一起以發揮其互補作用是關鍵。互補性是指兩種或多種食物共同食用時，其營養價值相互補充和增強的效果。這一原理基於不同食物中的化合物在吸收和利用過程中的協同作用。

因此，學會如何搭配食物，不僅能讓飲食變得更豐富多樣，還能確保從食物中獲取到更全面的營養。

為何要進行跨類別比較？

在健康飲食的設計中，跨類別的營養比較不僅僅是將不同種類的食物混合，而是強調食物之間的協同作用，使其產生超過單一食物效應的結果。這種整體性的方法源自於食物中的天然化合物彼此交互作用的方式。通過這些搭配，我們可以更有效地吸收和利用食物中的營養成分，從而提升整體健康。

A. 維生素C與鐵的吸收

維生素C與鐵之間的關係是一個經典的例子。在人體中，鐵的吸收有兩種形式：來自動物性食物的血紅素鐵和來自植物性食物的非血紅素鐵。前者更容易被吸收，但後者則需要額外的促進因素才能提高吸收效率。這時，維生素C的作用就凸顯出來了。

當我們攝入富含鐵的食物時，如果同時搭配富含維生素C的蔬菜或水果，如番茄、柑橘類水果、青椒等，維生素C能夠將植物性食物中的鐵轉化為更易吸收的形式，顯著提升鐵的生物利用率。這對於素食者來說尤其重要，因為素食者的飲食主要依賴非血紅素鐵。研究顯示，與維生素C一起攝入，能夠將植物性食物中的鐵吸收率提高至三到四倍。

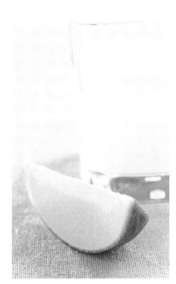

▲將檸檬汁撒在菠菜沙拉上，也是一種提升鐵吸收的簡單方法。

例如，傳統的意大利菜式番茄燉菠菜是一個很好的例子。菠菜富含鐵，但其吸收率通常較低；而番茄中的維生素C能夠有效促進鐵的吸

收，從而使這道菜不僅美味，還富有營養價值。同樣，將檸檬汁撒在菠菜沙拉上，也是一種提升鐵吸收的簡單方法。

B. 脂肪與脂溶性維生素的協同作用

脂溶性維生素（如維生素A、D、E、K）的吸收需要依賴飲食中的脂肪來幫助溶解和運輸，因此，將含有脂肪的食物與富含這些維生素的食材搭配在一起，能夠顯著提升吸收效率。

例如，胡蘿蔔富含β-胡蘿蔔素，這是一種可轉化為維生素A的前驅物，但如果單獨食用，β-胡蘿蔔素的吸收率相對較低。然而，當我們將胡蘿蔔與橄欖油或堅果這類富含健康脂肪的食物一起食用時，脂肪能夠幫助β-胡蘿蔔素溶解於腸道中，從而顯著提升其吸收效率。這一現象背後的原理在於，脂肪能幫助維生素A、D、E、K等脂溶性維生素的分子通過細胞膜，從而被更高效地吸收到血液中。

一個典型的例子是用橄欖油炒胡蘿蔔。這種烹飪方式不僅能讓胡蘿蔔釋放出更多的β-胡蘿蔔素，同時橄欖油中的健康單元不飽和脂肪也能幫助提升營養的吸收效果。因此，這不僅是一道美味的菜餚，還

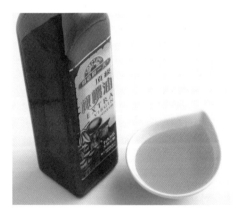

▲橄欖油中的健康單元不飽和脂肪能幫助提升營養的吸收效果。

能最大化地發揮其營養價值。同理，將胡蘿蔔棒配以鷹嘴豆泥或將菠菜與牛油果一起食用，也能達到類似的健康效益。

C. 鈣與維生素D的互補性

鈣是維持骨骼和牙齒健康的重要礦物質，但鈣的吸收需要維生素D的幫助。維生素D能促進腸道中鈣的吸收，並幫助其沉積到骨骼中。

因此，飲食中富含鈣的食物
如乳製品、豆腐或深綠色葉
菜，如果能與富含維生素D
的食物如魚類、蛋黃或強化
穀物一同食用，將更有助於
骨骼健康。

　　例如，將富含鈣的食物
如豆腐與富含維生素D的鮭
魚一起食用，可以同時提供
這兩種重要的營養素，從而
更有效地支持骨骼健康。同
樣地，蛋黃和奶酪的搭配，
或是將帶皮的烤馬鈴薯配上
魚類菜餚，都是實現鈣與維
生素D互補性的重要方式。

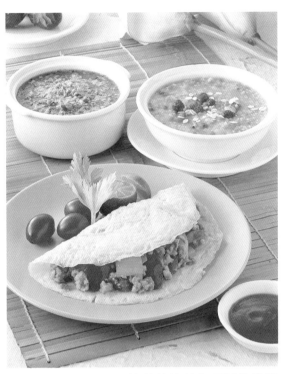

▲跨類別的營養比較和互補性搭配
是實現全面均衡營養的有效途徑。

D. 植物性食物與蛋白質互補

　　植物性食物中的蛋白質通常缺少一種或多種人體必需氨基酸，因
此，如果單獨食用，無法提供完整的蛋白質。然而，通過將不同的植
物性食物搭配在一起，我們可以補充這些缺失的氨基酸，從而實現蛋
白質的互補性。

　　一個典型的例子是豆類與穀物的搭配。豆類中缺少蛋氨酸，而穀
物中蛋氨酸含量較高，但缺少賴氨酸。當這兩者一同食用時，兩種食
物中的蛋白質能互補，提供人體所需的全方位必需氨基酸。因此，像
紅豆飯、黑豆玉米餅或全麥麵包與花生醬這樣的搭配，不僅是風味的
完美結合，還能提高蛋白質的質量。

跨類別的營養比較和食物搭配不僅能提升單一食物的營養價值，還能通過協同作用，實現更豐富的營養攝入。這種方法有助於彌補現代飲食中可能存在的不足，並通過更科學的食物選擇來促進健康。

總的來說，跨類別的營養比較和互補性搭配是實現全面均衡營養的有效途徑。掌握這些技巧，能夠幫助我們在日常飲食中不僅滿足基礎的營養需求，還能進一步增強健康防護，預防多種慢性疾病的發生。

互補性營養素的原理

學會識別食物的互補性——即不同食物之間相互增強營養效果的能力——是進一步優化飲食的關鍵。

典型的互補性營養素搭配是一種透過科學理解營養素之間的相互作用來提升健康效果的方法。這種搭配不僅提高食物的營養價值，還能優化人體對營養素的吸收和利用效率。以下幾個例子，如蛋白質互補、脂溶性維生素與脂肪的搭配，以及抗氧化劑的協同作用，都充分展示了營養互補的關鍵原則。

A. 蛋白質互補

蛋白質是人體細胞修復、酶生成及整體健康所必需的重要營養素。蛋白質由20種不同的氨基酸構成，其中9種被稱為「必需氨基酸」，因為它們無法在體內自行合成，必須從飲食中獲取。動物性食物，如肉類、魚類、蛋和奶製品，通常含有全方位的必需氨基酸，稱為「完全蛋白質」。相對來說，植物性食物中的蛋白質常常缺少一種或多種必需氨基酸，因此被稱為「不完全蛋白質」。

然而，通過蛋白質互補的方式，即將不同類型的植物性食物組合在一起，便能補足彼此之間缺失的必需氨基酸，形成一種完全蛋白

質。這種方法特別適合素食者和無法攝取足夠動物性蛋白的人群。例如，豆類中缺少蛋氨酸，而穀物中缺乏賴氨酸，但當將兩者一起食用時，這兩種氨基酸的缺口得到彌補，從而提供人體所需的全方位必需氨基酸。

　　典型的蛋白質互補食譜包括紅豆飯、全麥麵包配花生醬、玉米餅配黑豆等。在許多傳統飲食文化中，我們經常能看到這些經典的組合，無論是在拉丁美洲的豆子和米飯，還是印度的扁豆與穀物，都體現了這一營養科學的智慧。

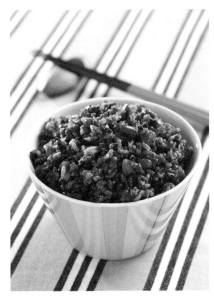

▲通過蛋白質互補的方式，如紅豆飯等食譜，形成一種完全蛋白質。

B. 脂溶性維生素與脂肪的搭配

　　脂溶性維生素，包括維生素A、D、E和K，在身體吸收時需要脂肪的協助。這些維生素在消化過程中依賴脂肪來幫助溶解和運輸，進入腸壁後再被血液吸收。因此，當食用含有這些維生素的食物時，搭配適量的健康脂肪有助於增加其吸收效率。

　　例如，胡蘿蔔富含 β-胡蘿蔔素，這是一種可以在體內轉化為維生素A的抗氧化劑，但它本質上是脂溶性的。如果胡蘿蔔單獨食用，β-胡蘿蔔素的吸收效率相對較低；然而，當將胡蘿蔔與富含脂肪的食物一起食用，如橄欖油、酪梨或堅果，脂肪能幫助胡蘿蔔素在腸道中溶解並進一步被人體吸收。這不僅提高了胡蘿蔔的營養價值，還能提供其他心血管健康方面的益處。

　　另一個例子是，菠菜富含維生素K和鐵，搭配橄欖油或其他富含健康脂肪的食物時，不僅能提高維生素K的吸收，還能促進鐵的利用。

因此，傳統的地中海飲食，例如將橄欖油淋在菠菜沙拉上，就是一種營養互補的智慧結晶。

C. 抗氧化劑的協同作用

抗氧化劑是保護細胞免受自由基損傷的化合物，這些自由基會引起氧化應激，進而損害細胞、DNA和蛋白質。人體內有多種不同類型的抗氧化劑，如維生素C、維生素E、β-胡蘿蔔素、多酚和硒等。它們並非孤立發揮作用，而是通過相互協作來增強彼此的效力。

例如，維生素C能夠恢復被氧化的維生素E，使其再次發揮抗氧化功能。這意味著，當我們同時攝入含有這兩種抗氧化劑的食物時，能夠提

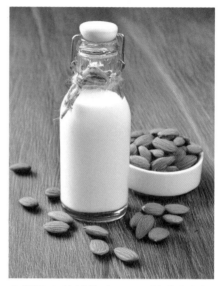

▲橙汁中的維生素C可以幫助杏仁奶中的維生素E更好地發揮抗氧化作用。

供雙重保護，增強身體的抗氧化能力。典型的搭配如橙汁和杏仁，橙汁中的維生素C可以幫助杏仁中的維生素E更好地發揮抗氧化作用。此外，β-胡蘿蔔素與其他抗氧化劑搭配食用時，其抗氧化作用也會得到增強，這種協同效應有助於防止慢性疾病，如心血管疾病和癌症。

D. 互補性搭配的實際應用

在日常飲食中，實踐互補性營養素搭配並不需要複雜的準備。許多食物自然地具有協同效應，只需要略微調整搭配方式，即可優化營養吸收。例如，在早餐時，將一碗燕麥片配上幾顆堅果或撒些亞麻籽，不僅增添了健康脂肪，還能幫助更好地吸收維生素E和其他脂溶性抗氧化劑。同樣，將檸檬汁擠在烤蔬菜上，可以增加維生素C的攝入，

從而提升蔬菜中的非血紅素鐵吸收。

另一些食譜中，我們也能發現這種搭配智慧。例如，地中海飲食中的橄欖油搭配各種新鮮蔬菜，不僅提供了抗氧化劑，還有助於脂溶性維生素的吸收。亞洲飲食中，豆類與米飯的搭配，正是利用了蛋白質互補的原理，確保了素食者能夠攝取到足夠的必需氨基酸。

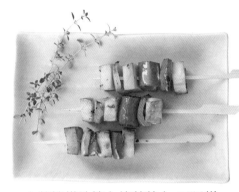

▲將檸檬汁擠在烤蔬菜上，可以增加維生素C的攝入，從而提升蔬菜中的非血紅素鐵吸收。

E. 小結：營養互補的重要性

總的來說，互補性營養素搭配是一種提升整體健康的重要方法。通過了解食物之間的相互作用，我們不僅能在飲食中獲得更全面的營養，還能提高身體對關鍵營養素的吸收效率。這種方法有助於我們更好地管理健康，防止營養缺乏，並減少患慢性疾病的風險。

在未來的飲食規劃中，我們可以利用這些知識，更有意識地選擇互補的食物搭配，從而實現均衡的營養攝入。透過這樣的科學方式，飲食將不僅僅是滿足飢餓的手段，而是一種促進健康、增強免疫力的有效工具。

04 營養東西軍對決及互補性組合的原則

在營養學中，食物並非僅僅根據其個別的營養成分來評估。實際上，許多食物之間存在著複雜的相互作用，這些相互作用可以提升或抑制特定營養素的吸收和效果。因此，通過理解不同食物的營養對比以及它們的互補性，我們可以制定更為科學和有效的飲食計畫。本節將介紹幾個典型的營養對決及其互補性組合，並對每一組進行深入解釋。

幾個典型營養對比說明

每組營養對決的設置，是為了呈現兩種食物中所含的主要營養素，以及這些營養素對健康的不同作用。這些對決並不意味著一種食物比另一種更好，而是透過對比來展示它們在不同健康需求中的特點。以下是幾個典型的營養對決：

A.番茄 vs. 紅椒

番茄和紅椒都是富含維生素C的蔬菜，且它們同樣含有豐富的抗氧化劑。然而，番茄以番茄紅素（lycopene）聞名，這是一種強效的抗氧化劑，能夠幫助預防癌症和心臟疾病。而紅椒則是 β-胡蘿蔔素的良好來源，對於維持視力健康和免疫系統功能至關重要。兩者皆有顯著的抗氧化作用，但在維持皮膚健康、視力和抗衰老效果上有所區別。

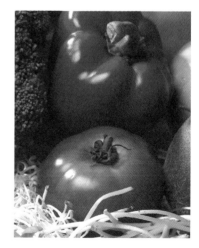

▲低GI的高纖蔬果

B.菠菜 vs. 牛肉

　　這組對決重點在於鐵的吸收。牛肉是動物性血紅素鐵的豐富來源，這種鐵更容易被人體吸收。而菠菜則富含非血紅素鐵，吸收率相對較低，但它同時提供了許多其他植物性營養素如維生素K和抗氧化劑。雖然兩者都能提供鐵，但從營養吸收的角度來看，牛肉中的鐵更適合預防貧血，而菠菜則提供了更多的綜合性健康效益。

C.堅果 vs. 酪梨

　　這兩者都是健康脂肪的重要來源。堅果中含有豐富的多元不飽和脂肪酸，尤其是 ω-3脂肪酸，有助於降低炎症和改善心血管健康。酪梨則主要含有單元不飽和脂肪酸，有助於降低壞膽固醇水平並促進脂溶性維生素的吸收。因此，堅果在抗炎方面更為突出，而酪梨則更適合支持健康膽固醇管理和維生素的吸收。

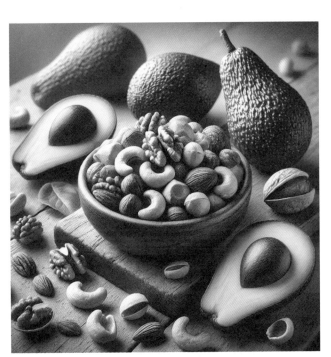

▲酪梨加堅果是很好的抗發炎、降低膽固醇的組合。

　　每一組對決展示了不同食物在特定營養素上的優勢以及它們如何針對不同的健康需求發揮功效。這些對比有助於讀者更清楚地了解，根據自身的營養需求選擇哪一種食物更為合適。

食物互補性的理由舉例

食物之間的互補性是營養學中一個重要的概念，通過組合不同食物，能夠最大化吸收關鍵營養素，並提升整體健康效果。以下是幾種互補性搭配的常見理由及科學原理：

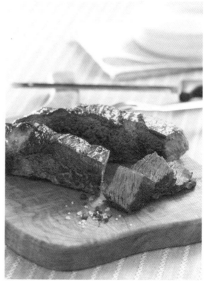

A.維生素C與鐵的互補性

如前文提到的菠菜和牛肉，儘管植物性食物中的非血紅素鐵不易吸收，但如果與富含維生素C的食物一起食用，鐵的吸收率會顯著提升。例如，將檸檬汁淋在菠菜上，或搭配含有維生素C的番茄一起食用，能幫助人體更有效地吸收植物中的鐵。

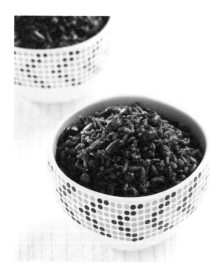

▲紅豆糙米飯是素食很好的蛋白質來源。

B.蛋白質互補

植物性食物中的蛋白質往往缺少某些必需氨基酸，但通過將不同來源的植物性食物搭配，可以形成完全蛋白質，確保人體獲得所有必需氨基酸。例如，將豆類（如紅豆）與穀物（如米飯）結合食用，可以彌補單一食物中氨基酸的缺失，形成更為均衡的蛋白質來源。這種搭配在素食者的飲食中尤為重要，確保能夠獲得足夠的高品質蛋白質。

維生素A與
β-胡蘿蔔素整合

本文深入探討了維生素A與β-胡蘿蔔素的營養價值及健康效益，並通過番茄、紅椒、紅甜菜、紅蘿蔔等食材進行比較和應用分析。文章指出，番茄富含茄紅素，有助於心臟健康，而紅椒以其β-胡蘿蔔素和維生素C含量著稱，對視力和免疫系統大有裨益。紅甜菜的鉀與葉酸對心血管健康有顯著作用，而紅蘿蔔則因維生素A含量高，有助於視力保護及免疫增強。

本文還設計了多種創意食譜，如紅甜菜沙拉和紅椒番茄燉飯，旨在充分發揮食材的營養互補效應。通過對各種蔬菜的營養成分及健康功效的解析，還強調了搭配食用的重要性，不僅提升了膳食多樣性，還幫助達成全面的健康保護。

番茄 vs. 紅椒

化合物：茄紅素 vs. β-胡蘿蔔素

為什麼選擇番茄和紅椒？

番茄和紅椒是兩種在全球飲食文化中都扮演重要角色的蔬菜，無論是西餐還是亞洲菜肴，它們都是不可或缺的材料。番茄因其酸甜的口感和多汁的質地被廣泛用於湯、沙拉和醬料中；紅椒則以其鮮豔的顏色和甜美的味道，常作為增添菜餚風味的配料。這兩者的主要區別在於所含的抗氧化物質不同，番茄中的茄紅素對心臟健康有明顯的保護作用，而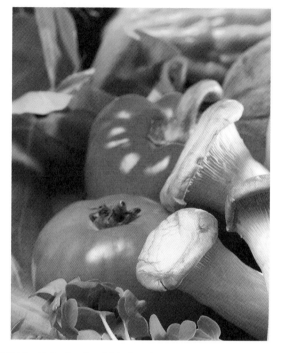紅椒富含的 β-胡蘿蔔素則對眼睛健康和免疫系統有益。

選擇將番茄和紅椒進行比較，不僅是因為它們都是健康飲食中的常見選擇，也因為它們在提供抗氧化劑和維生素A與C方面具有互補性。當這兩種蔬菜共同食用時，能夠提供更全面的健康保護，尤其是在抵抗自由基損害和增強免疫力方面。

膳食纖維與其他營養素比較

食材	膳食纖維含量	勝負
番茄	1.2 克	負
紅椒	2.1 克	**勝**

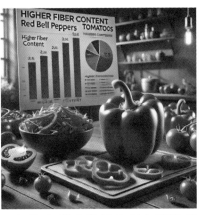

勝負評論 　　紅椒在膳食纖維含量上勝過番茄，這使它更有助於促進腸道蠕動，幫助消化。此外，膳食纖維有助於降低膽固醇，這也使紅椒在心血管健康方面具有額外的好處。

▲紅椒在膳食纖維含量上勝過番茄。

其他營養素比較

營養素	番茄含量	紅椒含量
碳水化合物	3.9 克	6.0 克
糖	2.6 克	4.2 克
蛋白質	0.9 克	1.3 克
脂肪	0.2 克	0.3 克
維生素 A	833 IU	3726 IU
維生素 C	23.4 毫克	127.7 毫克
鉀	237 毫克	211 毫克

勝負評論 　　紅椒在維生素A和維生素C的含量上都顯著優於番茄。β-胡蘿蔔素是紅椒中維生素A的前驅物質，進入人體後能轉化為維生素A，有助於保持視力和皮膚健康。而紅椒中的維生素C含量遠超番茄，這使紅椒能夠更有效地促進免疫系統功能，並加速體內的膠原蛋白合成，維持皮膚彈性。

健康功效比較

番茄

- 番茄中的茄紅素是一種強效的抗氧化劑，能夠幫助清除體內的自由基，減少細胞損傷，進而降低心血管疾病和某些癌症的風險。

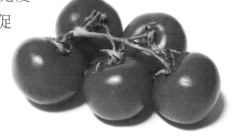

- 富含維生素C，有助於提高免疫力，維持皮膚健康，並且促進鐵的吸收。
- 維生素A在保護視力、促進皮膚健康方面也起著重要作用。

▲番茄富含維生素C，有助於維持皮膚健康。

紅椒

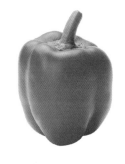

- 紅椒的 β-胡蘿蔔素轉化為維生素A後，能夠保護視網膜，減少夜盲症的發生，對視力保護尤為重要。
- 維生素C含量極高，這使紅椒具有強效的抗氧化作用，能幫助身體抵抗自由基損害，延緩衰老。
- 紅椒還具有抗發炎特性，能夠減少炎症反應，對心血管系統、皮膚和免疫系統都有益處。

食譜設計

為了充分發揮番茄和紅椒的營養優勢，以下兩款菜餚不僅營養豐富，還非常美味：

番茄紅椒沙拉

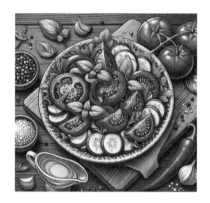

材料

番茄2顆、紅椒1顆、黃瓜1根、橄欖油2湯匙、檸檬汁1湯匙、鹽和胡椒適量、香草（如羅勒）適量

做法

1. 將番茄、紅椒和黃瓜切成片狀，放入沙拉碗中。
2. 淋上橄欖油和檸檬汁，輕輕攪拌均勻。
3. 加入鹽和胡椒調味，最後撒上香草作為裝飾。

紅椒番茄燉飯

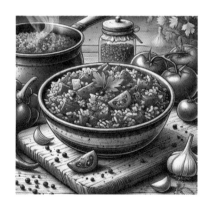

材料

番茄2顆、紅椒1顆、洋蔥半顆、大蒜2瓣、米1杯、雞湯2杯、橄欖油2湯匙、鹽和胡椒適量

做法

1. 番茄和紅椒切塊，洋蔥和大蒜切碎。
2. 在鍋中加熱橄欖油，炒香洋蔥和大蒜，接著加入番茄和紅椒炒軟。
3. 加入米攪拌均勻，倒入雞湯，蓋上鍋蓋燉煮至米飯吸收湯汁。

總結：如何搭配，讓營養更全面

將番茄和紅椒結合，不僅可以豐富菜餚的色彩與味道，還能提升整體的營養價值。番茄中的茄紅素與紅椒中的 β-胡蘿蔔素共同作用，有助於促進心血管健康和視力保護。此外，兩者的維生素C含量也能相互補充，增強抗氧化能力，抵抗自由基的傷害，延緩衰老過程。

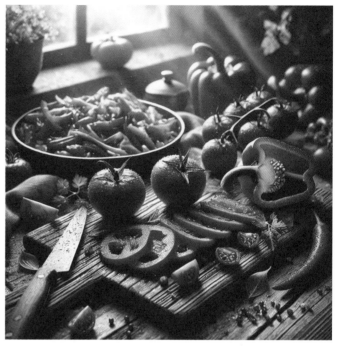

▲將番茄和紅椒結合，不僅可以豐富菜餚的色彩與味道，還能提升整體的還能提升整體的營養價值。

綜合食譜如番茄紅椒燉飯不僅口感豐富，還能提供多種維生素和礦物質，滿足人體日常所需的營養。通過這樣的搭配，我們可以在日常飲食中更好地促進健康。

紅甜菜 vs. 紅蘿蔔

化合物：硝酸鹽 vs. β-胡蘿蔔素

為什麼選擇紅甜菜和紅蘿蔔相比？

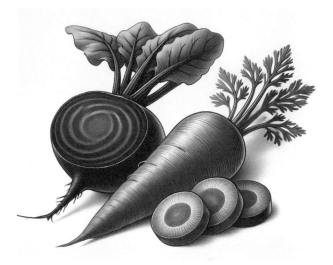

紅甜菜（甜菜根）和紅蘿蔔都是根莖類蔬菜，色彩鮮豔且營養豐富，兩者在不同的烹飪方式中均可發揮出獨特的風味和口感。這兩者的比較主要在於它們在日常飲食中的常見程度及其各自的營養價值。紅甜菜富含抗氧化物質和膳食纖維，而紅蘿蔔則以其豐富的維生素A和 β-胡蘿蔔素聞名。對比這兩種蔬菜，可以更好地理解它們的營養優勢，並在日常飲食中合理搭配，最大限度地提高營養攝取和健康效益。

紅甜菜與紅蘿蔔營養素比較

營養素	紅甜菜（每 100 克）	紅蘿蔔（每 100 克）	勝負
膳食纖維	2.8 克	2.8 克	平手
維生素 A	33 IU	16,706 IU	紅蘿蔔勝
維生素 C	4.9 毫克	5.9 毫克	紅蘿蔔勝
鉀	325 毫克	320 毫克	紅甜菜勝
葉酸	109 微克	19 微克	紅甜菜勝
β- 胡蘿蔔素	0 微克	8,285 微克	紅蘿蔔勝
抗氧化物質	高（紅色色素，betacyanin）	高（β- 胡蘿蔔素）	平手

勝負評論　　從營養素的比較來看，紅甜菜和紅蘿蔔各有優勢。紅蘿蔔在維生素A和β-胡蘿蔔素的含量上顯著勝出，這使它成為保護視力和增強免疫系統的理想選擇。而紅甜菜則因其鉀和葉酸含量高，對心血管健康和血壓控制具有重要作用。此外，紅甜菜含有獨特的紅色色素（betacyanin），提供了額外的抗氧化功效。整體來看，紅蘿蔔更適合增強免疫力和視力保護，而紅甜菜在心臟健康和抗氧化方面更具優勢，兩者搭配能達到互補的效果。

健康功效比較

紅甜菜

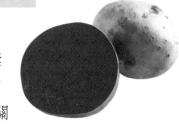

　　紅甜菜富含抗氧化物質（如紅色色素betacyanin），有助於保護細胞免受氧化應激的損害。它還富含鉀和葉酸，對於心血管健康至關重要。研究顯示，紅甜菜可以幫助降低血壓，改善血液循環，並提升運動表現。膳食纖維含量的增加有助於消化系統健康，維持腸道蠕動的正常運作。此外，紅甜菜的天然糖分較低，適合控制血糖的人群食用。

紅蘿蔔

　　紅蘿蔔富含 β-胡蘿蔔素，這種營養素在體內轉化為維生素A，有助於保護視力、維持皮膚健康，並增強免疫系統。紅蘿蔔中的抗氧化物質對於抵禦自由基的損害及減少炎症反應也非常有效。此外，紅蘿蔔還具有改善消化、降低心血管疾病風險的作用。由於其低熱量、高纖維的特性，紅蘿蔔還有助於控制體重和保持健康體態。

食譜設計

紅甜菜食譜　**烤紅甜菜**

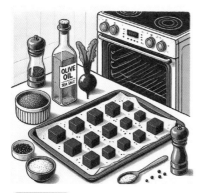

注意事項

烤甜菜時需定時翻動以確保均勻加熱。

材料

紅甜菜500克、橄欖油2湯匙、海鹽 1/2 茶匙、黑胡椒 1/4 茶匙

做法

1. 將烤箱預熱至200°C（400°F）。
2. 紅甜菜洗淨，去皮，切成約2厘米大小的小塊。
3. 將紅甜菜塊放在烤盤上，均勻淋上橄欖油，撒上海鹽和黑胡椒，拌勻。
4. 烤30-40分鐘，或直到紅甜菜變軟並略微焦糖化。

紅甜菜食譜　紅甜菜沙拉

材料

煮熟紅甜菜300克、橄欖油1湯匙、檸檬汁2湯匙、海鹽 1/4茶匙、黑胡椒 1/4 茶匙、新鮮羅勒10克

做法

1. 煮熟的紅甜菜切片或切塊。
2. 在碗中將紅甜菜、橄欖油和檸檬汁拌勻。
3. 加鹽和胡椒調味，撒上羅勒葉。

注意事項

食用前可冷藏1小時增添風味。

紅蘿蔔食譜　炒紅蘿蔔

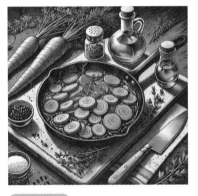

材料

紅蘿蔔 400 克、橄欖油 1 湯匙、海鹽 1/2 茶匙、黑胡椒 1/4 茶匙、百里香 5 克（可選）

做法

1. 紅蘿蔔洗淨去皮，切成約0.5厘米厚的片。
2. 在平底鍋中加熱橄欖油，加入紅蘿蔔片翻炒約5-7分鐘，至紅蘿蔔變軟。
3. 加入海鹽、黑胡椒及百里香調味，炒勻即可。

注意事項

注意火候控制，避免炒焦。

紅蘿蔔食譜　紅蘿蔔湯

材料

紅蘿蔔500克、洋蔥1顆（中型，切碎）、大蒜 2瓣（切碎）、橄欖油1湯匙、雞湯800毫升、海鹽1/2茶匙、黑胡椒1/4茶匙

做法

1. 在鍋中加熱橄欖油，加入切碎的洋蔥和大蒜，炒至金黃。
2. 加入紅蘿蔔塊，翻炒數分鐘，然後倒入雞湯。
3. 煮沸後轉小火煮約20分鐘，直到紅蘿蔔變軟。
4. 使用攪拌機將湯打成濃湯，加鹽和胡椒調味即可。

注意事項

攪拌時要確保湯冷卻片刻，避免高溫濺出。

綜合食譜　紅甜菜紅蘿蔔沙拉

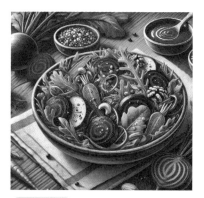

材料

紅甜菜300克、紅蘿蔔200克、橄欖油1.5湯匙、檸檬汁1.5湯匙、海鹽1/4茶匙、黑胡椒1/4茶匙、薄荷葉10克

做法

1. 紅甜菜煮熟後去皮切片；紅蘿蔔洗淨刨成細絲。
2. 將紅甜菜片和紅蘿蔔絲混合，加入橄欖油和檸檬汁，拌勻。
3. 加入鹽和胡椒調味，撒上薄荷葉後冷藏1小時即食。

注意事項

可視口味增加檸檬汁的量，提升清新感。

總結：如何搭配，讓營養更全面

紅甜菜和紅蘿蔔的營養各有特色。紅甜菜富含鉀、葉酸及抗氧化劑，有助於保護心血管和提高運動表現；紅蘿蔔則因其豐富的維生素A和 β -胡蘿蔔素而成為保護視力和皮膚健康的優選。兩者搭配食用可以平衡不同營養素的攝取，如膳食纖維、抗氧化物質、維生素及礦物質等，實現多方位的健康保護。不僅能滿足心血管、視力、免疫系統等多重需求，

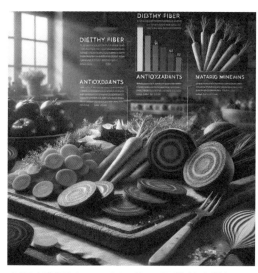

▲兩者搭配食用可以平衡不同營養素的攝取，實現多方位的健康保護。

還能通過多樣化的烹飪方式豐富日常餐桌，使營養攝取更加全面。

紅蘿蔔 vs. 南瓜

化合物：β-胡蘿蔔素 vs. 維生素A

為什麼選擇胡蘿蔔和南瓜相比？

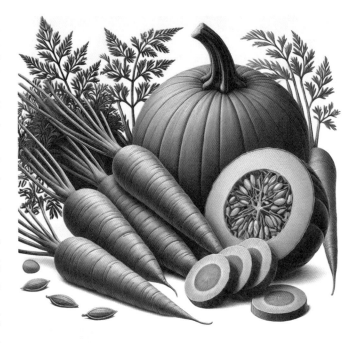

胡蘿蔔和南瓜都是鮮艷的橙色蔬菜，這代表它們富含 β - 胡蘿蔔素等抗氧化物質。這兩種食材經常被認為是維生素A的豐富來源，但在其他營養素上的差異，也使它們成為值得比較的對象。胡蘿蔔因其膳食纖維含量較高（約2.8克/100克），有助於促進消化，而南瓜的膳食纖維則相對較低（約0.5克/100克），但南瓜富含維生素E、鎂和葉酸，這些對於抗氧化、防止老化和增強免疫系統有顯著益處。

選擇胡蘿蔔與南瓜進行比較，是為了探討這兩種蔬菜如何在日常飲食中發揮互補作用，並在提升健康效益的同時，豐富飲食的多樣性。兩者不僅在色彩上具有吸引力，在口感和營養成分上也各具特色，因此對比有助於了解如何利用這些食材的特點，設計出營養全面的膳食。

胡蘿蔔與南瓜營養素比較

營養素	胡蘿蔔（Carrot）	南瓜（Pumpkin）	勝負
維生素 A	835 微克 （來自 β- 胡蘿蔔素）	738 微克 （來自類胡蘿蔔素）	平手
維生素 C	5.9 毫克 /100 克	9 毫克 /100 克	平手
維生素 E	0.66 毫克 /100 克	1.29 毫克 /100 克	南瓜勝
維生素 K1	13.2 微克 /100 克	1.1 微克 /100 克	胡蘿蔔勝
膳食纖維	2.8 克 /100 克	0.5 克 /100 克	胡蘿蔔勝
鉀	320 毫克 /100 克	340 毫克 /100 克	平手
鎂	12 毫克 /100 克	12 毫克 /100 克	平手
葉酸	19 微克 /100 克	16 微克 /100 克	胡蘿蔔勝

勝負評論　　根據這些比較，胡蘿蔔在纖維和維生素K1方面更為突出，而南瓜則在維生素E、鎂和葉酸方面表現較佳。兩者在維生素A、C和鉀的含量上都相對平衡，這表明這兩種食材可以相輔相成，實現更全面的營養攝取。

健康功效比較

胡蘿蔔

　　富含 β-胡蘿蔔素和維生素A，這對於保護視力、促進皮膚健康和增強免疫系統尤為重要。此外，胡蘿蔔的高纖維含量有助於改善消化系統功能，預防便秘。其抗氧化作用還能幫助抵抗細胞老化，防止自由基對身體的損害。

南瓜

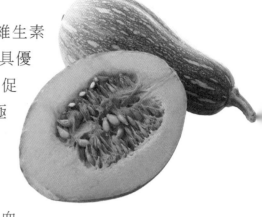

　　同樣富含 β-胡蘿蔔素，但在維生素 E、葉酸和鎂等營養素的含量上更具優勢，這些成分對於增強心血管健康、促進細胞再生和維持免疫功能有著積極的影響。此外，南瓜的低纖維特性使其容易被消化，特別適合消化系統敏感的人群。總體來說，胡蘿蔔側重於消化與視力保護，南瓜則側重於心血管健康和免疫系統的維護。

食譜設計

胡蘿蔔炒香草

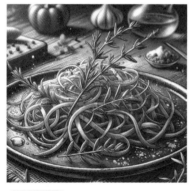

注意事項

· 如果使用新鮮百里香和迷迭香，風味會更濃郁，但需要較少的量。

· 切忌將胡蘿蔔炒得過於軟爛，應保持微微的脆度以保留口感。

材料

胡蘿蔔400克（約2-3根）、橄欖油2大匙、百里香（乾燥或新鮮）1茶匙、迷迭香（乾燥或新鮮）1茶匙、鹽適量（約1/2茶匙）、黑胡椒適量（約1/4茶匙）

做法

1. 胡蘿蔔洗淨去皮，切成細條（約0.5厘米寬），確保大小均勻以便均勻受熱。
2. 在鍋中加熱橄欖油至中溫。
3. 將胡蘿蔔條倒入鍋中，以中火翻炒，直到胡蘿蔔變軟且邊緣微微焦黃（約8-10分鐘）。
4. 撒上百里香和迷迭香，調入鹽和黑胡椒，繼續翻炒2-3分鐘，直到香草的香氣散發出來。
5. 關火後將胡蘿蔔盛出，即可食用。

胡蘿蔔湯

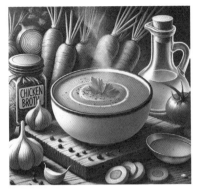

材料　（2-3人份）

胡蘿蔔500克 (約3-4根)、洋蔥1顆 (中等大小,約150克)、雞湯600毫升 (可用蔬菜湯代替) 橄欖油1大匙、鹽適量 (約1茶匙)、黑胡椒適量 (約1/4茶匙)

做法

1. 胡蘿蔔去皮後切成約2厘米厚的塊狀,洋蔥切碎。
2. 熱鍋中加入橄欖油,將洋蔥炒至透明且微焦 (約5-6分鐘)。
3. 加入胡蘿蔔和雞湯,煮滾後轉小火蓋上鍋蓋煮20-25分鐘,直到胡蘿蔔變得軟爛。
4. 使用攪拌機將湯打成細滑的泥狀,根據口味調入鹽和黑胡椒。
5. 將湯再次加熱至適合飲用的溫度,即可食用。

注意事項

· 如果湯過於濃稠,可以再加入少量雞湯或水調整濃度。

· 攪拌過程中請小心高溫食材,最好分批進行攪打以避免燙傷。

烤南瓜

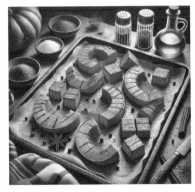

材料　（2-3人份）

南瓜500克 (約1小顆)、橄欖油2大匙、鹽1/2茶匙、黑胡椒1/4茶匙、肉桂粉1/2茶匙 (可依個人口味增減)

做法

1. 南瓜去皮去籽後,切成約5厘米的大塊,確保南瓜塊大小均勻。
2. 將南瓜塊與橄欖油、鹽、黑胡椒及肉桂粉拌勻,確保每塊南瓜都均勻裹上調味料。
3. 將南瓜塊平鋪在烤盤上,放入預熱至200°C的烤箱中,烤30-40分鐘,直至南瓜變軟且邊緣微焦。
4. 烤至一半時可將南瓜塊翻面,以確保兩面均勻上色。

注意事項

· 烤箱溫度和時間根據南瓜大小和厚度略有不同,可使用叉子輕鬆插入南瓜來測試熟度。

南瓜泥

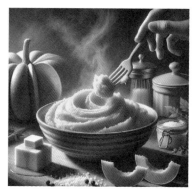

注意事項

· 奶油的量可根據口感增減，若想要更濃郁的口感，也可加入奶油乳酪或酸奶油。

· 南瓜泥可作為主菜的配菜，或搭配烤肉、魚類一起食用。

材料 （2-3人份）

南瓜500克(約1小顆)、無鹽奶油2大匙、鹽適量(約1/2茶匙)、黑胡椒適量(約1/4茶匙)

做法

1. 南瓜去皮去籽後切成約3-4厘米的塊狀，放入蒸鍋中蒸10-15分鐘，直到南瓜變得非常軟爛。
2. 將蒸熟的南瓜塊取出，用叉子或馬鈴薯壓泥器壓成均勻的泥狀。
3. 加入無鹽奶油，攪拌至完全融化，根據口味加入鹽和黑胡椒調味。
4. 可將南瓜泥再次加熱，讓味道充分融合。

總結：如何搭配，讓營養更全面

　　胡蘿蔔和南瓜作為兩種橙色蔬菜，雖然在某些營養素上重疊，但它們各有優勢。在日常膳食中，將這兩者搭配使用，不僅可以平衡膳食纖維和維生素的攝取，還能提供更全面的抗氧化保護。例如，胡蘿蔔可以作為主菜中的一部分，增加纖維和維生素K1，而南瓜則可以作為配菜，提供更多的維生素E、葉酸和鎂。

　　這樣的搭配不僅豐富了膳食結構，還能針對不同的健康需求進行調整，例如對於需要保護心血管健康的人群，南瓜的高葉酸含量特別有益；而對於注重視力保護的人來說，胡蘿蔔的 β -胡蘿蔔素含量較高，更加適合。通過多樣化的烹飪方式，這兩種蔬菜可以在提升健康效益的同時，帶來更多的美味選擇。

紅橙色胡椒 vs. 甜橙色番茄 vs. 甜橙色甜椒

化合物：β-胡蘿蔔素 vs. 維生素C vs. 維生素A

為什麼選擇紅橙色胡椒、甜橙色番茄和甜橙色甜椒相比？

紅橙色胡椒（Orange bell pepper）、甜橙色番茄（Orange tomato）和甜橙色甜椒（Orange sweet pepper）這三種蔬菜不僅色彩鮮豔，吸引眼球，更重要的是它們富含膳食纖維、維生素及抗氧化物質。選擇這三者進行比較，可以深入了解它們的營養特性和健康功效，幫助我們更好地搭配飲食，從而最大化地獲取各自的營養價值。

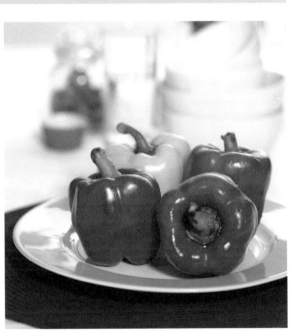

▲之所以會選擇這三種食物進行比較，就是因為它們在營養上具有相似性和差異性。

紅橙色胡椒、甜橙色番茄和甜橙色甜椒之所以被選擇進行比較，是因為它們不僅色彩鮮豔，還在營養上具有相似性和差異性。首先，這三種蔬菜都屬於橙色系，代表著它們富含β-胡蘿蔔素等抗氧化物質，這對於保護細胞免受自由基損傷、促進眼睛健康、增強免疫系統非常重要。然而，雖然它們的顏色和營養成分相近，但在具體的營養素含量上還是存在差異，例如甜橙色番茄富含茄紅素，對於心臟健康

尤其有益；而甜橙色甜椒的膳食纖維和維生素E含量較高，有助於促進消化和抗氧化。

另外，選擇這三種蔬菜進行比較，還能幫助我們更好地理解不同食材如何在日常飲食中發揮互補作用。這不僅有助於提升菜餚的多樣性，也能根據個人健康需求進行針對性的營養攝取。例如，想要強化心臟健康的人可以更多選擇番茄，而追求腸道健康的人則可以多食用甜椒。因此，這三者的比較不僅有學術價值，還具有實際的飲食指導意義。

紅橙色胡椒與其他營養素比較

蔬菜種類	維生素C	維生素A	膳食纖維	鉀	其他營養素
紅橙色胡椒	120毫克/100克	中等（約313微克/100克，主要來自β-胡蘿蔔素）	1.5克	211毫克	含有豐富的維生素B6和抗氧化物質
甜橙色番茄	25毫克/100克	優勢（約833微克/100克，含β-胡蘿蔔素和茄紅素）	1.2克	237毫克	維生素K、茄紅素（抗氧化效果強）
甜橙色甜椒	190毫克/100克	優勢（約370微克/100克）	2.1克	211毫克	含維生素E、抗氧化作用強

勝負評論 紅橙色胡椒在維生素C和維生素B6的含量上表現出色，這些營養素對免疫系統的強化和新陳代謝至關重要。甜橙色甜椒在膳食纖維和維生素E方面具有優勢，這對於促進消化系統健康和提供抗氧化保護尤為重要。而甜橙色番茄則以茄紅素的抗氧化能力著稱，對心臟健康有顯著的幫助。綜合來看，三者各有優勢，視需求選擇可以達到最佳的健康效益。

健康功效比較

紅橙色胡椒

　　含豐富維生素C、A、B6及鉀，促進免疫力，對皮膚、眼睛健康有益，還具有抗發炎和抗氧化作用，幫助細胞免受自由基損傷。

甜橙色番茄

　　含有茄紅素、維生素C、A、K及鉀，保護心臟健康，降低發炎，維持皮膚健康，支持免疫系統，並且茄紅素是強大的抗氧化劑，具有抗癌作用。

甜橙色番茄

　　富含維生素C、A、B6、E及鉀，增強免疫力，幫助消化，降低心臟病風險，維生素E有助於抗氧化和抗發炎，對身體健康起保護作用。

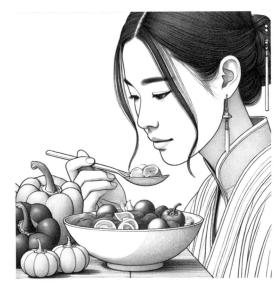

▲胡椒、番茄和甜椒一起食用，功效良好。

胡椒番茄甜椒綜合沙拉

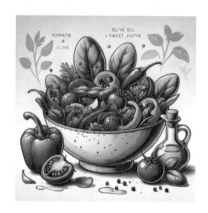

材料

紅橙色胡椒1個、甜橙色番茄2個、甜橙色甜椒1個、新鮮菠菜或生菜100克、橄欖油2湯匙、檸檬汁1湯匙、鹽和胡椒適量、新鮮香草（羅勒或香菜）適量

做法

1. 紅橙色胡椒、甜橙色番茄和甜橙色甜椒洗淨切片或切塊。
2. 新鮮菠菜或生菜洗淨，瀝乾。
3. 將所有切好的蔬菜與葉菜混合在大碗中。
4. 橄欖油、檸檬汁、鹽和胡椒混合攪拌，澆在沙拉上拌勻。撒上新鮮香草，即可享用。

紅椒番茄燉飯

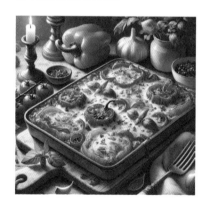

材料

紅橙色胡椒1個、甜橙色番茄2個、甜橙色甜椒1個、洋蔥1個、大蒜2瓣、橄欖油2湯匙、鹽和胡椒適量、馬蘇里拉奶酪100克、羅勒或香菜適量

做法

1. 預熱烤箱至180°C。
2. 胡椒、番茄和甜椒切塊，洋蔥和大蒜切碎。
3. 鍋中熱橄欖油，炒香洋蔥與大蒜，然後加入其他蔬菜，翻炒數分鐘。
4. 將炒好的蔬菜放入烤盤，撒上鹽和胡椒，鋪上馬蘇里拉奶酪。
5. 烤約20分鐘，直到奶酪融化並表面金黃。
6. 出爐後撒上羅勒或香菜，即可享用。

總結：如何搭配，讓營養更全面

紅橙色胡椒、甜橙色番茄和甜橙色甜椒各有不同的營養優勢，透過合理搭配，能夠提供全面的維生素、礦物質和抗氧化物質，幫助我們保護心臟健康、提升免疫力、支持眼睛和皮膚健康。每天攝取這些蔬菜，可以顯著降低發炎，保護細胞免受損傷，並且對於長期保持健康有益。

紅橙色胡椒、甜橙色番茄和甜橙色甜椒的搭配能夠創造出一個營養均衡且多樣化的飲食選擇。這三種蔬菜各自提供了不同的維生素和礦物質，從維生素C到 β-胡蘿蔔素，再到茄紅素，每一種都對健康有不同的貢獻。通過將它們搭配在一起，可以同時獲得多種抗氧化物質，從而保護細胞免受損傷，促進全身健康。比如，維生素C能增強免疫系統，幫助人體抵抗感染；β-胡蘿蔔素和茄紅素則有助於保護眼睛和皮膚健康，預防老化和疾病。

此外，這樣的搭配不僅僅體現在營養豐富上，還能在飲食結構中實現多樣化。多樣的口感、豐富的色彩以及各種風味的結合，不僅能增進食慾，還有助於提高蔬菜的攝取量，特別是對不愛吃蔬菜的人來說。這些橙色蔬菜含有較高的鉀，能夠幫助調節血壓，同時豐富的纖維素有助於促進腸道健康，防止便秘。將它們定期加入日常飲食中，不僅能讓你攝取多種重要的營養素，還能降低慢性病風險，如心臟病、癌症和糖尿病，從而實現更健康的生活方式。

黃蘿蔔 vs. 黃番茄 vs. 櫛瓜

化合物：β-胡蘿蔔素 vs. 維生素C vs. 鉀

為什麼選擇黃蘿蔔和黃番茄相比？

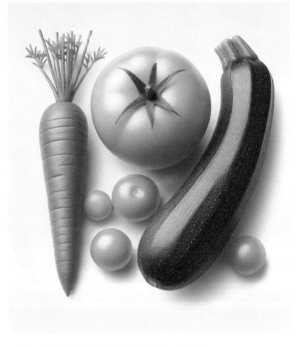

黃蘿蔔和黃番茄都是豐富的營養來源，兩者在抗氧化劑和維生素含量方面各有優勢。比較它們可以更清楚了解其對健康的不同貢獻。黃蘿蔔富含β-胡蘿蔔素，特別有助於保護視力和增強免疫系統，而黃番茄則含有茄紅素和豐富的維生素C，對保護心臟和皮膚健康有幫助。這種比較幫助我們了解如何通過搭配不同蔬菜來最大化攝取不同的營養素，從而增強全方位的健康支持。

黃蘿蔔和黃番茄都是常見且營養豐富的蔬菜，然而它們在維生素、抗氧化劑和膳食纖維的含量上有所差異。黃蘿蔔以其豐富的β-胡蘿蔔素和膳食纖維聞名，這些成分不僅能有效保護視力，還能增強免疫系統，並對抗炎症和氧化壓力。與此同時，黃番茄則以茄紅素和維生素C為主要營養特色，特別有助於心臟健康和皮膚修復。此外，黃番茄的抗氧化能力與降低炎症的效果，對於預防慢性疾病如心血管疾病和某些癌症具有潛在的益處。

黃蘿蔔和黃番茄的比較不僅僅是營養含量的差異，更在於兩者能夠互補。雖然黃蘿蔔富含 β-胡蘿蔔素和纖維，但其維生素C的含量較低。而黃番茄則能彌補這一不足，同時提供茄紅素這一重要抗氧化物質。這種營養上的互補性使得這兩者成為理想的搭配選擇，可以最大化地增強人體對抗氧化壓力的能力，促進整體健康。

黃蘿蔔與其他營養素比較

食材	膳食纖維 (g/100g)	維生素 A (微克/100g)	維生素 C (毫克/100g)	其他抗氧化劑
黃蘿蔔	2.8	高 (約835微克/100g，β-胡蘿蔔素)	中 (約6毫克/100g)	高（含豐富β-胡蘿蔔素）
黃番茄	1.2	中 (約120微克/100g)	高 (約25毫克/100g)	茄紅素含量高（強力抗氧化劑）
櫛瓜	1.1	低 (約10微克/100g)	中 (約17毫克/100g)	含中等水平的抗氧化劑，如維生素C、葉黃素

勝負評論 黃蘿蔔在膳食纖維和維生素A含量上遠勝黃番茄和櫛瓜，特別是其豐富的β-胡蘿蔔素對視力和皮膚健康有很大幫助。黃番茄則在維生素C含量上領先，並擁有高含量的茄紅素，這是一種強效抗氧化劑，對心血管健康尤為重要。雖然櫛瓜的營養素含量較低，但其維生素C和葉黃素等抗氧化劑對於眼睛健康仍具有一定的保護作用。黃蘿蔔和黃番茄各自擁有不同的抗氧化效益，適合搭配食用以達到更全面的營養補充。

健康功效比較

黃蘿蔔

　　黃蘿蔔：維生素A的主要來源，對視力保護極為有利，此外還富含膳食纖維，促進腸道健康。β-胡蘿蔔素抗氧化功效強，能對抗自由基，減少炎症。

黃番茄

　　富含維生素C，增強免疫力，並能保護心臟健康。茄紅素可幫助降低心臟病風險，並有助於降低炎症，改善皮膚健康。

櫛瓜

　　低卡路里，富含維生素C和鉀，有助於降低血壓，促進消化健康並增強免疫系統。此外，櫛瓜的抗發炎性質也對健康有正面影響。

食譜設計

黃蘿蔔、黃番茄與櫛瓜炒蔬菜

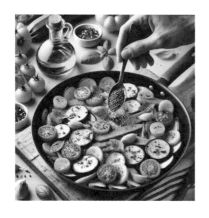

材料

黃蘿蔔100克、黃番茄100克、櫛瓜100克、大蒜2瓣、橄欖油2湯匙、鹽和胡椒適量、新鮮香草(如羅勒或香菜)適量

做法

1. 黃蘿蔔去皮切片，黃番茄切塊，櫛瓜切片，大蒜切碎。
2. 熱鍋加橄欖油，炒香大蒜。
3. 加入黃蘿蔔片，翻炒數分鐘至稍微變軟。
4. 加入櫛瓜片，繼續翻炒。
5. 最後加入黃番茄塊，拌炒均勻，調味後撒上香草即可。

黃蘿蔔、黃番茄與櫛瓜湯

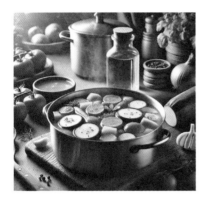

材料

黃蘿蔔100克、黃番茄100克、櫛瓜100克、洋蔥1個、大蒜2瓣、蔬菜湯500毫升、橄欖油1湯匙、鹽和胡椒 適量、新鮮香草適量

做法

1. 黃蘿蔔去皮切塊,黃番茄和櫛瓜切塊,洋蔥和大蒜切碎。
2. 熱鍋加橄欖油,炒香洋蔥和大蒜。
3. 加入黃蘿蔔塊翻炒數分鐘,倒入蔬菜湯煮沸後小火煮15分鐘。
4. 加入櫛瓜和黃番茄繼續煮10分鐘,調味後撒上香草。

總結:如何搭配,讓營養更全面

黃蘿蔔、黃番茄與櫛瓜的組合能提供多種維生素與抗氧化劑,對於視力、皮膚、心臟健康及免疫力均有助益。通過不同的烹調方式,這三者能夠以更均衡的方式為人體補充所需的膳食纖維、抗氧化物質和多種維生素,達到增強整體健康的效果。

將黃蘿蔔、黃番茄與櫛瓜結合在日常飲食中,不僅可以讓我們同時攝取多種維生素和礦物質,還能在抗氧化保護和健康維持方面取得更佳的效果。黃蘿蔔提供了豐富的維生素A,有助於保護視力並增強免疫功能,並且其膳食纖維含量有助於腸道健康。而黃番茄中的維生素C和茄紅素,則在保護心臟健康和降低炎症方面發揮重要作用。同時,櫛瓜作為低卡路里、高鉀的蔬菜,能促進血壓穩定和消化健康,成為補充飲食中鉀和抗氧化劑的理想來源。

β-胡蘿蔔素是一種天然存在於植物中的色素，負責賦予胡蘿蔔、紅椒、南瓜等蔬果鮮豔的橙紅色。它是一種強效的抗氧化劑，能幫助清除體內的自由基，減少細胞受損和老化的風險，從而降低心血管疾病與某些癌症的發生率。更重要的是，β-胡蘿蔔素在人體內可以轉化為維生素A，成為維持健康的重要來源。

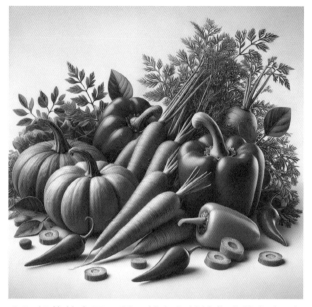

▲β-胡蘿蔔素是一種天然存在於植物中的色素，負責賦予胡蘿蔔、紅椒、南瓜等蔬果鮮豔的橙紅色。

β-胡蘿蔔素的食物來源與健康效益

β-胡蘿蔔素的主要來源包括胡蘿蔔、紅椒、南瓜、甜薯以及綠葉蔬菜等。這些食物不僅營養豐富，還有助於維持良好的視力、增強免疫功能以及保護皮膚。特別是對於眼睛，β-胡蘿蔔素可有效減少視網膜退化和夜盲症的風險，對學生和長時間使用電子設備的人群尤為重要。

β-胡蘿蔔素與維生素A的轉化

當人體需要維生素A時，β-胡蘿蔔素在肝臟和小腸中轉化為活性維生素A（視黃醇）。維生素A是維持視網膜功能的關鍵物質，同時參與細胞增殖和分化，促進免疫系統的正常運行。對兒童和青少年而言，足夠的β-胡蘿蔔素攝取能幫助骨骼發育並提高抗病能力。

透過日常飲食攝取富含β-胡蘿蔔素的食材，可以輕鬆滿足維生素A需求，實現全面的健康保護。如果將胡蘿蔔和橄欖油搭配，還能促進β-胡蘿蔔素的吸收效果，進一步增強健康益處。

維生素C與
抗氧化劑保護組合

本篇探討了不同食材和水果的營養成分與健康效益,並通過詳細的比較與搭配,展示了如何通過日常飲食提升健康水平。例如,對草莓、柳橙、楊桃、蓮霧等水果在維生素C、鉀、膳食纖維等營養成分上的優劣進行了深入剖析,並設計了相應的健康食譜。

同時,它也比較了紅甜菜與紅洋蔥在抗氧化和纖維上的差異,並提供了兩者互補的食用建議。此外,本文還涉及了蔬菜如綠花椰菜與菠菜的營養優勢,強調了如何將不同食材結合以達到營養均衡的效果。

整篇文章通過科學的分析與實用的建議,幫助讀者理解不同食物在健康飲食中的角色,並提供了創意性的食譜設計來提升日常飲食的多樣性與營養價值。

草莓 vs. 楊桃 vs. 柳橙 vs. 蓮霧

化合物: 維生素C vs. 維生素A vs. 抗氧化劑

為什麼選擇草莓、楊桃、柳橙和蓮霧相比？

　　草莓、楊桃、柳橙和蓮霧是台灣人日常生活中常見的水果，這四種水果在維生素、礦物質及其他營養素上的含量和種類均有所不同，因此它們之間的營養比較十分有趣。草莓以高維生素C及葉酸著稱，對免疫系統和消化系統有益；楊桃則因為富含鉀和鎂，在心血管健康與新陳代謝方面發揮重要作用；柳橙擁有豐富的維生素C和鉀，尤其在促進膠原蛋白生成

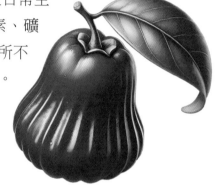

▲蓮霧有基本的抗氧化保護。

與保持心臟健康上表現出色；蓮霧則以其高水分含量和適中的膳食纖維著稱，對於保持水分平衡和腸道健康有益。通過比較這四種水果的營養價值，可以幫助消費者選擇最符合自己需求的水果。

草莓、楊桃、柳橙和蓮霧的營養素比較

營養素	草莓	楊桃	柳橙	蓮霧	勝負
維生素 C	97.6 mg/100g	34.4 mg/100g	53.2 mg/100g	13.6 mg/100g	草莓勝
維生素 A	12 IU/100g	338 IU/100g	225 IU/100g	16 IU/100g	楊桃勝
葉酸	24 µg/100g	12 µg/100g	30 µg/100g	7 µg/100g	柳橙勝
鉀	153 mg/100g	133 mg/100g	237 mg/100g	119 mg/100g	柳橙勝
膳食纖維	2 g/100g	2.8 g/100g	2.4 g/100g	1.5 g/100g	楊桃勝
鎂	13 mg/100g	10 mg/100g	10 mg/100g	8 mg/100g	草莓勝

草莓、楊桃、柳橙和蓮霧的營養素比較

營養素結論

- 維生素C：草莓具有最高的維生素C含量，有助於提升免疫系統。
- 維生素A：楊桃在維生素A上勝出，這對眼睛健康尤其重要。
- 葉酸：柳橙在葉酸的含量上表現優異，對於孕婦或需要提高葉酸攝取的人特別有幫助。
- 鉀：柳橙的鉀含量最高，能幫助穩定血壓和維持心臟健康。
- 膳食纖維：楊桃含有最多的膳食纖維，能促進腸道健康。皮膚健康方面也起著重要作用。

健康功效比較

草莓

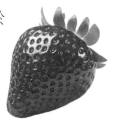

- 草莓以其豐富的維生素C和抗氧化劑著稱，對於提升免疫力、保護皮膚、促進膠原蛋白的生成均有重要作用。此外，草莓中的膳食纖維能幫助消化，改善腸道功能，而其富含的葉酸對孕婦的胎兒發育十分關鍵。

楊桃

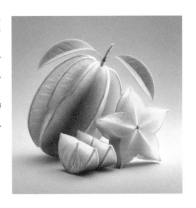

- 楊桃具有豐富的鉀、鎂等礦物質，這些元素有助於維持心臟健康、穩定血壓和促進肌肉功能。同時，它含有一定的膳食纖維，能幫助消化並增強腸道健康，對於消化不良的人士特別有益處。

柳橙

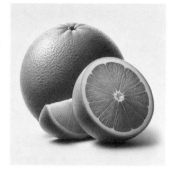

- 柳橙因其極高的維生素C含量而廣受推崇，能有效增強免疫系統、促進膠原蛋白的生成，並且具有良好的抗氧化效果。柳橙還富含鉀，有助於心血管健康。此外，它的葉酸含量也相對較高，有助於紅血球生成和促進胎兒的健康發育。

蓮霧

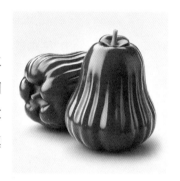

- 蓮霧以高水分含量著稱，是保持身體水分平衡的理想水果。雖然它的維生素和礦物質含量相對較低，但仍能提供基本的抗氧化保護，並且其膳食纖維能促進消化功能，幫助腸道健康。

食譜設計

這道沙拉以草莓和楊桃為主，搭配簡單的調味料，營養均衡，色彩鮮豔，特別適合作為夏日的清涼小食。

草莓楊桃沙拉

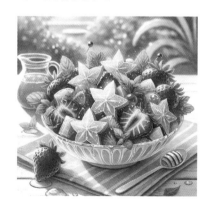

材料

草莓100克、楊桃100克、蜂蜜1湯匙、檸檬汁1茶匙、薄荷葉少許

做法

1. 草莓洗淨後對半切，楊桃切片。
2. 將草莓和楊桃放入沙拉碗中。
3. 淋上蜂蜜和檸檬汁，輕輕攪拌。
4. 裝盤後撒上薄荷葉，立即享用。

這款果汁將柳橙的甜味和蓮霧的清爽結合在一起，提供維生素C和大量水分。

柳橙蓮霧汁

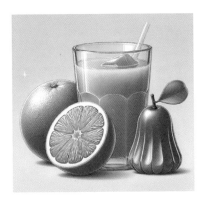

材 料

柳橙2個、蓮霧1顆、冰塊適量

做 法

1. 柳橙去皮，蓮霧洗淨後切塊。
2. 將水果與冰塊一起放入果汁機中打勻。
3. 倒入杯中，冷飲享用。

總結：如何搭配，讓營養更全面

這四種水果在營養成分上各有千秋，適當搭配能夠達到更全面的健康效果。

草莓和柳橙在提供維生素C和抗氧化劑方面具有明顯的優勢，有助於提升免疫系統、保護皮膚和促進膠原蛋白生成。而楊桃則因其豐富的鉀和鎂，對於心臟健康和神經功能極為有益，特別適合需要保持心血管健康的人士。蓮霧則以高水分含量為特色，是補充身體水分的良好來源，對於容易脫水的人非常適合。通過搭配這些水果，可以達到均衡的維生素和礦物質攝取，並在不同的健康需求上提供全面的支持。

舉例來說，在台灣夏日炎熱的氣候下，草莓、蓮霧等高水分水果有助於補充水分，同時維持身體的電解質平衡。而在冬季，則可以選擇柳橙和草莓這類富含維生素C的水果，提升免疫系統對抗季節性感冒。此外，楊桃富含膳食纖維，是消化系統不佳的人的理想選擇。無論是以沙拉、果汁或是直接食用，每種水果都能根據需求靈活搭配，使營養更加全面。

紅甜菜 vs. 紅洋蔥

化合物：硝酸鹽 vs. 硫化合物

為什麼選擇紅甜菜和紅蘿蔔相比？

紅甜菜和紅洋蔥這兩種食材不僅在顏色上具吸引力，它們在營養價值和健康益處上也各具特色。選擇將它們進行比較的原因是，這兩種蔬菜都富含膳食纖維，對消化系統有顯著的好處。除此之外，紅甜菜擁有天然的紅色素素（betacyanin），這種色素具有強大的抗氧化特性，能夠幫助抵禦自由基對身體細胞的損害，延緩衰老過程。而紅洋蔥則富含植物化合物如硫化物，這類抗氧化物質不僅能夠幫助降低心臟病風險，還有助於降低膽固醇、調節血糖。

此外，這兩種蔬菜的烹飪方式靈活多變，從烤製到煮製都能發揮它們的風味與營養。同時，紅甜菜和紅洋蔥的風味相對互補，前者略帶甜味，而後者帶有微辣的口感，這使它們在不同菜餚中的搭配上能

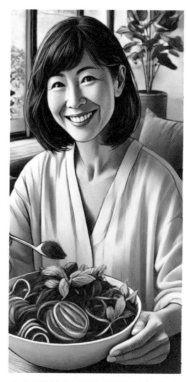

▲紅甜菜和紅洋蔥兩者在飲食中互補搭配，達到更全面的健康效益。

夠相互襯托出各自的風味優點。通過這樣的對比和搭配，不僅能夠豐富飲食的多樣性，還能進一步提升餐桌上的營養含量。

紅甜菜與紅洋蔥營養素比較

營養素	紅甜菜 (每100g)	紅洋蔥 (每100g)	比較結果
膳食纖維	2.8克	1.7克	紅甜菜勝出
維生素C	4.9毫克	7.4毫克	紅洋蔥勝出
鉀	325毫克	146毫克	紅甜菜勝出
葉酸	109微克	19微克	紅甜菜勝出
錳	0.3毫克	0.1毫克	紅甜菜勝出
抗氧化物質	紅色素素 (Betacyanin)：約200毫克	槲皮素約10毫克；多酚類化合物約5毫克	雙方各有千秋

勝負評論 　　紅甜菜在膳食纖維、鉀、葉酸和錳等營養素方面佔有明顯優勢，這些營養素對於維持心臟健康、改善消化功能及促進紅血球生成非常重要。此外，紅甜菜富含Betacyanin，這種抗氧化劑對抗炎和抗癌有顯著效果。然而，紅洋蔥則在維生素C含量上優於紅甜菜，維生素C對增強免疫力和促進膠原蛋白生成至關重要。紅洋蔥的硫化合物和多酚類化合物也提供了強大的抗氧化保護，特別是對心血管健康的益處。因此，紅甜菜和紅洋蔥各有其獨特的營養優勢，兩者均為營養豐富的蔬菜，並且在抗氧化物質方面各具特色，適合在飲食中互補搭配，以達到更全面的健康效益。

健康功效比較

紅甜菜與紅洋蔥都對健康有顯著益處，但具
體功效略有差異：

紅甜菜 (Beetroot)

- 提高運動表現，尤其在耐力運動中有顯
  著作用。
- 降低血壓，改善心血管健康。
- 抗氧化與抗炎作用，保護細胞免受自由基損害。
- 提供豐富膳食纖維，有助於消化道健康，並促進腸道菌群平衡。

紅洋蔥 (Red Onion)

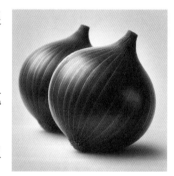

- 含豐富的硫化合物，能降低膽固醇，促
  進心臟健康。
- 抗氧化物質，如植物化合物（flavonoids）
  和硫化酶（alliinase），具有抗菌與抗
  炎效果。
- 增強免疫系統，有助於抵抗癌症和心血
  管疾病。

食譜設計

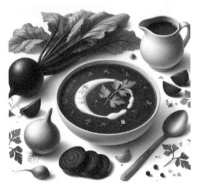

在這部分，介紹兩道基於紅甜菜和紅洋蔥的食譜，分別突出它們的健康功效與烹飪特色。

紅甜菜食譜　紅甜菜濃湯

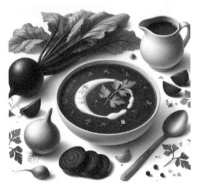

材料

紅甜菜2顆、洋蔥1顆、大蒜2瓣、蔬菜湯500毫升、橄欖油1湯匙、鹽和黑胡椒適量。

做法

1. 將紅甜菜切塊，洋蔥和大蒜切碎。
2. 在鍋中加熱橄欖油，炒香洋蔥和大蒜，加入紅甜菜翻炒。
3. 倒入蔬菜湯煮20分鐘，用攪拌機打成濃湯。
4. 調味後即可享用。

紅洋蔥食譜　醃漬紅洋蔥

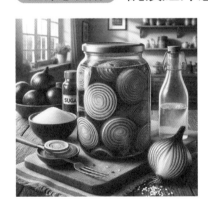

材料

紅洋蔥2顆、白醋1杯、糖2湯匙、鹽1茶匙、水適量

做法

1. 紅洋蔥去皮，切成薄片。
2. 在鍋中混合醋、糖、鹽和少量水，煮沸。
3. 將熱的醃漬液倒在紅洋蔥片上，讓其冷卻至室溫。
4. 醃漬至少1小時(最好過夜)，冷藏保存。

紅甜菜紅洋蔥沙拉

這道沙拉將紅甜菜與紅洋蔥的營養完美結合，既美味又營養豐富：

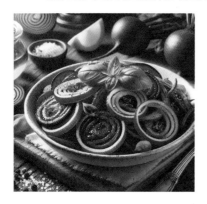

材料

紅甜菜2顆、紅洋蔥1顆、橄欖油2湯匙、檸檬汁1湯匙、鹽1/2茶匙、胡椒少許、羅勒少許

做法

1. 紅甜菜煮熟後去皮，切成薄片。
2. 紅洋蔥去皮，切成薄片。
3. 在大碗中混合紅甜菜片和紅洋蔥片，加入橄欖油和檸檬汁，拌勻。
4. 加鹽和胡椒調味，撒上羅勒裝飾，冰鎮後食用。

總結：如何搭配，讓營養更全面

紅甜菜與紅洋蔥在營養成分上各有優勢，紅甜菜在膳食纖維、鉀、葉酸和錳方面表現突出，而紅洋蔥則在維生素C和多樣的抗氧化物質上具有明顯優勢。這兩種蔬菜都富含有益健康的營養素，並且各自的抗氧化物質具有獨特的健康效益。因此，將紅甜菜與紅洋蔥搭配食用，不僅能提供多樣化的營養素，還能透過它們的互補性營養素共同作用，增強整體健康效果。無論是在烹飪中加入紅甜菜和紅洋蔥，還是分別在不同的菜餚中運用它們，都是提升飲食營養價值的理想選擇。

在食譜設計中，這兩者的搭配能夠相得益彰。例如，在沙拉中結合紅甜菜和紅洋蔥，不僅增強了口感層次，也提供了豐富的抗氧化物質，有助於保護細胞健康並延緩老化。此外，烤製方式能夠在保留營養的同時，讓它們的天然甜味和辛辣味相融合，創造出一種平衡的味覺體驗。這種蔬菜搭配不僅僅是美味的享受，同時也能夠全面提升營養攝取，為身體提供多重健康支持。

芒果 vs. 荔枝 vs. 龍眼 vs. 西瓜 vs. 百香果

化合物：維生素A vs. 維生素C vs. 鉀

為什麼選擇芒果、荔枝、龍眼、西瓜和百香果相比？

芒果、荔枝、龍眼、西瓜和百香果是熱帶及亞熱帶地區中極具代表性的水果，它們不僅在亞洲、美洲和非洲等地廣泛栽培，還因各自獨特的口感和豐富的營養價值而受到全球各地消費者的青睞。這些水果在炎熱季節中特別受歡迎，因為它們含有高水分，能有效補充水分和營養，尤其適合幫助身體對抗脫水、疲勞和熱量消耗。

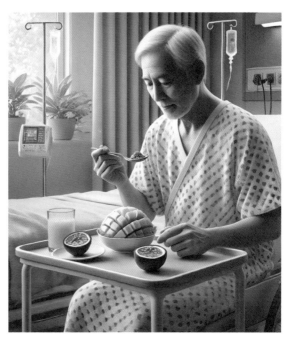

▲芒果、西瓜和百香果都有豐富的鉀，能夠維持心臟功能，適合心血管疾病患者。

此外，這五種水果的營養特點極具差異，涵蓋了從維生素A、C到膳食纖維、鉀、鎂等多種重要營養素。因此，選擇這五種水果進行比較，不僅能幫助讀者了解其營養優勢，也能幫助人們根據不同需求在日常飲食中做出更科學的選擇。例如，對於需要補充膳食纖維、促進消化健康的人來說，百香果是一個理想的選擇；而對於需要提高免疫系統、促進皮膚健康的人，則可以考慮食用富含維生素C和A的芒果。因此，這五種水果的比較能提供一個全面的營養視角。

芒果、荔枝、龍眼、西瓜、百香果與其他營養素比較

水果	維生素C	維生素A	鉀	鈣	鎂
芒果	36.4 mg	54 µg	168 mg	11 mg	10 mg
荔枝	71.5 mg	0 µg	171 mg	5 mg	10 mg
龍眼	84 mg	0 µg	266 mg	1 mg	10 mg
西瓜	8.1 mg	28 µg	112 mg	7 mg	10 mg
百香果	30 mg	64 µg	348 mg	12 mg	29 mg

勝負評論 整體來看，百香果在多項營養素（維生素A、鉀、鈣和鎂）上表現卓越，是營養價值極高的水果，尤其在鎂和鈣這兩種礦物質上遙遙領先。而芒果則在維生素A的供應上表現突出，是支持視力和皮膚健康的理想選擇。另一方面，荔枝和龍眼因其高維生素C含量，對於增強免疫力非常有幫助。每種水果都有其獨特的營養優勢，適合在日常飲食中搭配食用，以滿足不同的營養需求。

健康功效比較

芒果

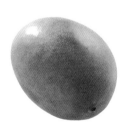

- 維生素C和A含量豐富，幫助增強免疫系統和保護視力。
- 膳食纖維有助於促進消化系統健康。
- 鉀維持心臟功能，適合心血管疾病患者。

荔枝

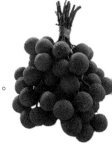

- 富含維生素C，支持免疫系統並促進膠原蛋白生成。
- 維生素B6有助於大腦功能和代謝，對神經健康有益。
- 多酚類化合物提供抗氧化作用，減少炎症。

龍眼

- 維生素C和B群幫助促進新陳代謝和神經功能。
- 鐵含量適中，有助於預防貧血，促進紅血球生成。

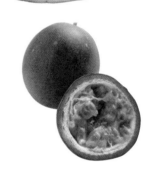

西瓜

- 茄紅素提供強大的抗氧化保護，幫助減少自由基的損害。
- 鉀含量高，維持心臟健康和血壓平衡。
- 水分極高，是夏季補水的理想選擇。

百香果

- 膳食纖維豐富，有助於腸道健康。
- 維生素C含量高，幫助提升免疫系統。
- 鉀和鎂雙豐富，維持心臟健康、神經功能
和肌肉活動。

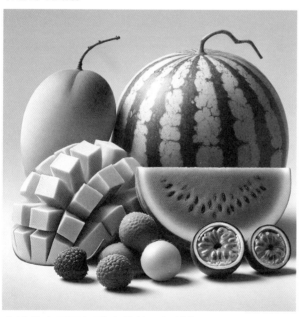

▲這些水果互相融合的效果相當好。

芒果、荔枝、龍眼、西瓜、百香果水果拼盤

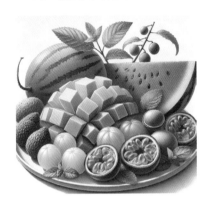

材料

芒果100克、荔枝100克、龍眼100克、西瓜100克、百香果2顆、新鮮薄荷葉 少許

做法

1. 芒果去皮切塊；荔枝、龍眼去殼去核；西瓜切塊。
2. 將所有水果輕輕混合於碗中。
3. 切開百香果，將果肉和果汁淋在拼盤上。
4. 撒上新鮮薄荷葉，冷藏數分鐘後享用。

芒果、荔枝、龍眼、西瓜、百香果果汁

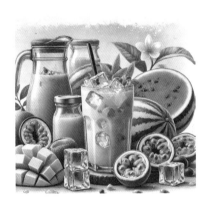

材料

芒果100克、荔枝100克、龍眼100克、西瓜100克、百香果2顆、冰塊適量

做法

1. 將所有水果處理乾淨後，放入果汁機。
2. 加入適量冰塊及百香果果肉，打成果汁。
3. 倒入杯中即可享用。

總結：如何搭配，讓營養更全面

這五種水果的營養成分各具特色，適當搭配在飲食中，可以提供多樣的營養素，促進整體健康。

芒果含有豐富的維生素C和A，能增強免疫系統，促進視力和皮膚健康。

荔枝富含維生素C、B6和鉀，有助於免疫系統、大腦功能和心血管健康。

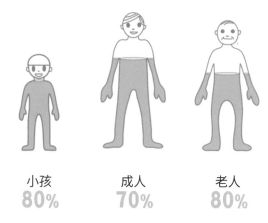

小孩　　　　成人　　　　老人
80%　　　　70%　　　　80%

▲在夏季，將西瓜、百香果和荔枝結合，可以有效補充各類人群的水分和電解質。

龍眼提供維生素C、B群和鐵，對能量代謝、神經功能和預防貧血有益。

西瓜是鉀含量最高的水果之一，並具有極高的水分，適合補水和維持心血管健康。

百香果富含維生素C、膳食纖維、鉀和鎂，幫助消化系統健康、心臟功能和肌肉活動。

這些水果的搭配能滿足不同的營養需求，提供綜合性的健康益處。比如在夏季，將西瓜、百香果和荔枝結合，可以有效補充水分和電解質；而芒果、龍眼搭配則更適合需要提升免疫力和促進視力保護的飲食。總結來說，這些水果的合理搭配可以實現均衡的營養攝取，促進身體的整體健康。

柳橙 vs. 金棗 vs. 草莓 vs. 蓮霧 vs. 鳳梨 vs. 釋迦

化合物：維生素C vs. 鉀 vs. 抗氧化劑

為什麼選擇柳橙、金棗、草莓、蓮霧、鳳梨和釋迦相比？

選擇柳橙、金棗、草莓、蓮霧、鳳梨和釋迦進行比較的原因主要在於它們在維生素和礦物質含量方面的多樣性，這使得這些水果各自擁有獨特的健康功效。

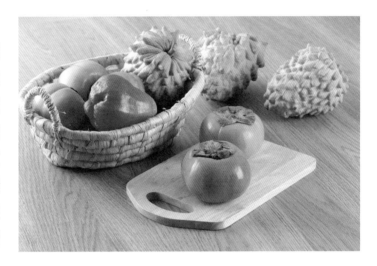

▲柿子、蓮霧和釋迦等這些水果，都有效滿足身體所需的各種營養素。

柳橙和金棗是維生素C的極佳來源，有助於增強免疫系統，提高抵抗力。草莓不僅含有高量的維生素C，還富含抗氧化劑，能有效減少自由基的損害，進而保護細胞健康。此外，鳳梨和釋迦提供了豐富的鉀，有助於維持心臟功能和血壓平衡。蓮霧則以其水分含量著稱，可以保持身體的水分平衡，適合在炎熱的夏季食用。

這些水果的組合使得日常飲食不僅美味可口，還能有效滿足身體所需的各種營養素，達到營養均衡的效果，尤其適合追求健康生活的人士。

營養素比較

Part
3
維生素 C 與抗氧化劑保護組合
柳橙
vs.
金棗
vs.
草莓
vs.
蓮霧
vs.
鳳梨
vs.
釋迦

水果	維生素C	維生素A	鉀	鈣	鎂
柳橙	53.2 mg	225 IU	181 mg	40 mg	10 mg
金棗	43.9 mg	290 IU	186 mg	62 mg	20 mg
草莓	58.8 mg	12 IU	153 mg	16 mg	13 mg
蓮霧	5.3 mg	4 IU	38 mg	8 mg	5 mg
鳳梨	47.8 mg	58 IU	109 mg	13 mg	12 mg
釋迦	35.9 mg	200 IU	382 mg	24 mg	17 mg

勝負評論

維生素C：柳橙 > 金棗 ＝ 草莓 ＝ 鳳梨 ＝ 釋迦 > 蓮霧

在維生素C含量上，柳橙的表現無疑是最突出的，因其含量非常高，能有效增強免疫系統，促進膠原蛋白的生成，對皮膚和關節健康尤為重要。金棗和草莓緊隨其後，兩者的維生素C含量相近，對提高免疫力和抗氧化有顯著效果。鳳梨和釋迦同樣具備良好的維生素C，但稍微低於金棗和草莓，因此在日常飲食中，適量搭配這些水果能更有效地達到維生素C的需求。蓮霧的維生素C含量則相對較低，雖然具有一定的抗氧化作用，但不應作為主要的維生素C來源。

維生素A：釋迦 > 柳橙 > 金棗 ＝ 草莓 ＝ 鳳梨 ＝ 蓮霧

釋迦在維生素A的含量上名列前茅，這使其對維持良好的視力和皮膚健康至關重要。柳橙緊隨其後，提供中等量的維生素A，也有助於視力和免疫系統的健康。金棗、草莓、鳳梨和蓮霧的維生素A含量相對較低，雖然仍能提供一定的健康益處，但在維生素A的攝取上可能不夠充分。因此，若希望提升維生素A的攝取，選擇釋迦和柳橙將會是更好的選擇，特別是針對有視力需求的人群。

鉀：鳳梨＝釋迦＞柳橙＝金棗＝草莓＞蓮霧

　　在鉀的含量上，鳳梨和釋迦並駐鳴，均為優秀的鉀來源，有助於維持心臟健康和正常血壓。柳橙、金棗和草莓的鉀含量相對相似，能夠有效幫助身體調節電解質平衡，對心臟功能也有益處。然而，蓮霧的鉀含量最低，因此在選擇水果時，若是想要增加鉀的攝取，鳳梨和釋迦將是最佳的選擇。

鈣：金棗＞柳橙＝鳳梨＝草莓＝蓮霧＝釋迦

　　在鈣的含量上，金棗表現突出，為骨骼和牙齒健康提供了重要的支持。柳橙、鳳梨和草莓則具有相似的鈣含量，能夠在一定程度上補充鈣質。蓮霧和釋迦的鈣含量相對較低，但仍可作為日常鈣質攝取的一部分。對於需要增加鈣攝取的人群，金棗的選擇尤為重要，特別是對於成長中的孩子和女性。

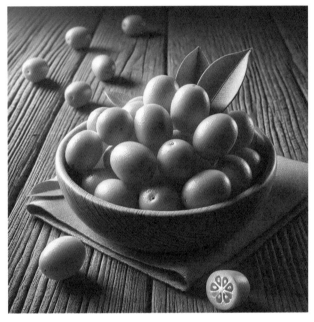

▲金棗的鈣與鎂兩種含量遠高於其他水果。

健康功效比較

Part
3

維生素 C 與抗氧化劑保護組合

柳橙
vs.
金棗
vs.
草莓
vs.
蓮霧
vs.
鳳梨
vs.
釋迦

柳橙

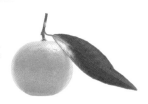

富含維生素C，有助於增強免疫系統，並促進膠原蛋白的生成，對皮膚和視力健康有益。

金棗

含有高鈣和維生素C，對骨骼健康和免疫系統有良好的支持。

草莓

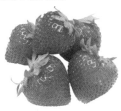

含有豐富的抗氧化劑，對抗自由基，增強免疫力並促進腸道健康。

蓮霧

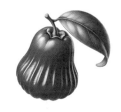

雖然營養含量較低，但富含水分，有助於保持水分平衡和促進消化。

鳳梨

除了高維生素C外，還含有消化酵素，能促進蛋白質的消化。

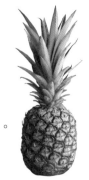

釋迦

含有豐富的鉀，有助於心臟健康，同時也能提供能量。

食譜設計

夏日水果沙拉

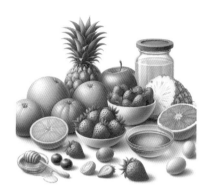

材料

柳橙2顆、草莓200克、金棗100克、蓮霧2顆、鳳梨1/2顆、釋迦1顆、蜂蜜1湯匙（可選）、檸檬汁1湯匙（可選）

做法

1. 柳橙去皮，切成小塊；草莓洗淨去蒂，對半切；金棗洗淨，對半切開；蓮霧去蒂，切成薄片；鳳梨去皮去心，切成小塊；釋迦去皮，果肉切成小塊。
2. 將切好的水果放入大碗中，輕輕拌勻，避免水果損壞。
3. 如果喜歡甜味，可以加入蜂蜜和檸檬汁，輕輕攪拌均勻。
4. 將沙拉盛入碗中，隨意裝飾，可加上薄荷葉增添色彩。

維他命C豐富的果汁

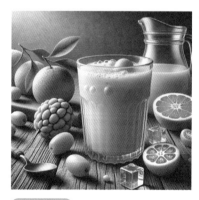

注意事項

· 盡量選擇當季新鮮水果，這樣口感和營養價值都會更好。

材料

柳橙2顆、金棗100克、釋迦1顆、水或柳橙汁200毫升、冰塊適量（可選）

做法

1. 柳橙去皮，切成小塊；金棗洗淨，對半切開；釋迦去皮，果肉取出。
2. 將所有水果塊放入攪拌機中，加入水或柳橙汁，根據個人口味調整液體的用量。
3. 將攪拌機蓋好，攪拌約30秒至1分鐘，直至混合均勻，根據個人喜好可調整攪拌時間以達到所需的濃稠度。
4. 準備好杯子，若喜歡冰鎮的口感，可先放入適量冰塊，然後將果汁倒入杯中。

總結：如何搭配，讓營養更全面

這些水果的搭配不僅能提供豐富的維生素C、維生素A、鈣和鉀，還能提供多種抗氧化劑和膳食纖維，這些成分不僅增強免疫系統，還有助於促進消化健康和維持身體水分平衡。在日常飲食中，我們可以根據季節和個人口味，靈活選擇合適的水果搭配。

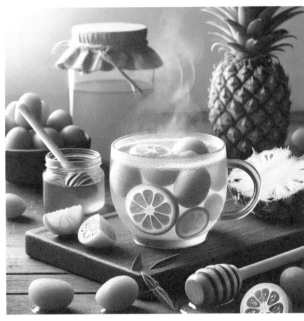

▲冬天可以喝金棗和鳳梨汁抵抗感冒。

例如，在夏季，我們可以製作清爽的水果沙拉，加入柳橙、草莓和蓮霧，搭配蜂蜜和檸檬汁，既解渴又消暑。而在冬季，則可以多選擇富含維生素C的水果，如金棗和鳳梨，來抵抗感冒，增強抵抗力。此外，考慮到個人的健康需求，對於需要增強骨骼健康的人，可以多攝取金棗和鳳梨。這樣的搭配方式不僅能讓我們享受到美味，還能有效提升營養攝入的全面性，為健康生活提供更多支持。

柿子 vs. 文旦 vs. 葡萄 vs. 柚子 vs. 芭樂

化合物：維生素C vs. 鉀 vs. 抗氧化劑

為什麼選擇柿子、文旦、葡萄、柚子和芭樂相比？

在選擇水果時，了解不同水果的營養成分對於維持健康至關重要。柿子、文旦、葡萄、柚子和芭樂這五種水果在亞洲地區非常常見，各具獨特的風味和營養價值。這些水果不僅提供豐富的維生素和礦物質，還具有促進健康的功效，為人們的飲食增添色彩和營養。因

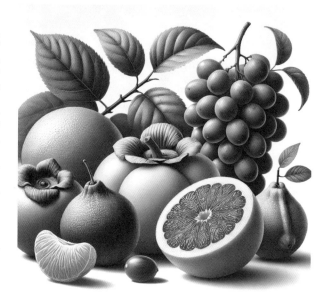

此，通過比較這五種水果的營養特點，可以幫助人們作出更科學的飲食選擇，達到均衡的營養攝取。

選擇這些水果不僅是因為它們的營養成分，還因為它們在亞洲文化中扮演著重要的角色。這些水果常見於節慶、家庭聚會和日常餐桌上，不僅帶來美味的口感，還象徵著健康和繁榮。每種水果都有其獨特的背景故事和食用方法，這使得它們不僅是營養的來源，更是文化交流的媒介。這樣的水果選擇，不僅能夠滿足口腹之欲，更能讓我們在日常飲食中融入文化的深度和多樣性，促進身心健康。

營養素比較

以下是柿子、文旦、葡萄、柚子、芭樂的維生素和礦物質含量詳細比較，單位為每100克：

水果	維生素C	維生素A	鉀	鈣	鎂
柿子	66 mg	1627 IU	161 mg	8 mg	9 mg
文旦	44 mg	8 IU	216 mg	22 mg	18 mg
葡萄	10.8 mg	66 IU	191 mg	10 mg	7 mg
柚子	38 mg	12 IU	216 mg	4 mg	6 mg
芭樂	228 mg	624 IU	417 mg	18 mg	22 mg

勝負評論

維生素C：芭樂 > 柿子 = 文旦 = 柚子 > 葡萄

芭樂在維生素C的含量上名列前茅，每100克芭樂含有的維生素C量遠高於其他水果。維生素C是一種強效的抗氧化劑，能增強免疫系統、促進膠原蛋白的合成，並有助於皮膚健康。柿子、文旦和柚子在這方面的表現相當，均能提供良好的維生素C來源，幫助身體抵抗感染。相比之下，葡萄的維生素C含量較低，但其豐富的抗氧化劑如白藜蘆醇和花青素依然對健康有益。

維生素A：柿子 > 芭樂 > 文旦 = 葡萄 = 柚子

柿子在維生素A的含量上表現優異，富含β-胡蘿蔔素，這是一種對視力和皮膚健康至關重要的營養素。維生素A有助於視網膜的健康，並支持免疫系統的功能。芭樂同樣是維生素A的良好來源，能增進眼睛的健康及皮膚的修復。文旦、葡萄和柚子在維生素A的含量上相對較低，但仍能提供一定的營養支持。

鉀：文旦＝柚子＝芭樂＞柿子＝葡萄

　　文旦、柚子和芭樂的鉀含量相當，對於心臟健康和血壓的調控至關重要。鉀能幫助維持細胞的正常功能，並對心臟及肌肉的運作有良好影響。柿子和葡萄的鉀含量相對較低，這意味著這些水果在心血管健康方面的貢獻有限，因此，選擇鉀含量較高的水果對於需要控制血壓的人士來說尤為重要。

鈣：文旦＞芭樂＝柿子＝葡萄＝柚子

　　文旦在鈣的含量上居於首位，有助於骨骼的健康和神經的正常運作。鈣不僅是骨骼的重要成分，還參與肌肉收縮和神經傳導。雖然芭樂、柿子、葡萄和柚子在鈣的含量上表現相當，但其鈣含量均較低，因此，這些水果應被視為輔助鈣攝取的來源，而不是主要來源。

鎂：文旦＞芭樂＝柿子＝葡萄＝柚子

　　文旦在鎂的含量上也較為突出，鎂在人體中參與多種生理功能，包括蛋白質合成、肌肉和神經的功能。鎂的攝取不足可能導致肌肉痙攣、疲勞等問題。芭樂、柿子、葡萄和柚子的鎂含量相對較低，但仍能為日常飲食提供一定的補充。選擇富含鎂的食物有助於整體健康，特別是對於需要增強運動表現或改善睡眠質量的人士來說尤為重要。

健康功效比較

柿子

柿子含有豐富的維生素C和維生素A，對增強免疫系統、促進膠原蛋白生成及視力健康有很大的益處。此外，柿子中的膳食纖維有助於改善腸道健康，並且其抗氧化劑如 β-胡蘿蔔素和多酚能有效減少氧化壓力，保護身體細胞不受損害。

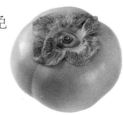

文旦

文旦的維生素C含量同樣豐富，有助於免疫系統的增強。其鉀含量高，有助於維持心臟健康和血壓平衡。同時，文旦還含有膳食纖維，對於消化系統非常有益。文旦中的鎂和鈣則對骨骼健康和神經功能起到支持作用。

葡萄

葡萄在維生素和礦物質的含量上雖然不如其他水果高，但其抗氧化劑如白藜蘆醇和花青素對心臟健康特別有益。葡萄中的膳食纖維同樣可以促進消化，幫助維持腸道健康。

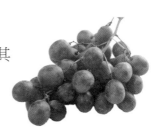

柚子

柚子富含維生素C，有助於增強免疫系統，並且其鉀含量高，有助於心臟健康。柚子中的葉酸對於紅血球生成和胎兒發育十分重要。此外，柚子的抗氧化劑如黃酮類化合物可幫助降低炎症。

芭樂

芭樂是維生素C含量最高的水果之一，對增強免疫系統和促進膠原

蛋白生成非常有效。芭樂還提供了豐富的鉀和膳食纖維，對消化系統的健康至關重要。同時，它也富含葉酸，有助於細胞的分裂與生長。

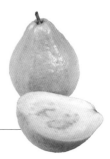

食譜設計

柿子、文旦、葡萄、柚子、芭樂水果沙拉

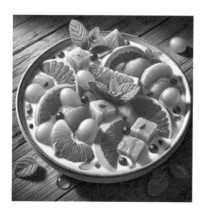

材 料

柿子 100克、文旦 100克、葡萄 100克、柚子 100克、芭樂 100克、優格 100克、蜂蜜 適量、新鮮薄荷葉 少許

做 法

1. 柿子去皮切塊；文旦剝皮取果肉；葡萄去皮去籽；柚子剝皮取果肉；芭樂切塊。
2. 將所有水果放入大碗中，輕輕拌勻。
3. 倒入優格，拌勻後淋上適量蜂蜜。
4. 撒上新鮮薄荷葉，即可享用。

柿子、文旦、葡萄、柚子、芭樂果汁

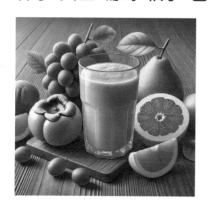

材 料

柿子 100克、文旦 100克、葡萄 100克、柚子 100克、芭樂 100克、冰塊 適量

做 法

1. 柿子去皮切塊；文旦剝皮取果肉；葡萄去皮去籽；柚子剝皮取果肉；芭樂切塊。
2. 將所有水果放入果汁機中，加入適量冰塊。
3. 打成光滑的果汁。
4. 倒入杯中，即可享用。

總結：如何搭配，讓營養更全面

透過對柿子、文旦、葡萄、柚子和芭樂的比較，可以看出這些水果各自擁有獨特的營養優勢。為了達到均衡的營養攝取，建議將這些水果搭配在一起，既能享受各種不同的口感，又能充分利用它們的營養成分。

芭樂以其高維生素C和膳食纖維著稱，適合用來提高免疫力並促進消化。

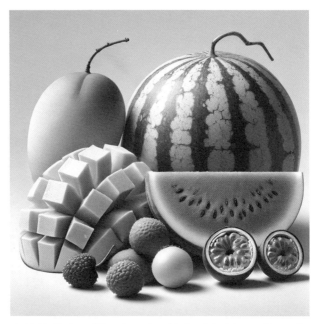

▲將這些水果搭配在一起，能享受各種不同的口感，又能充分利用它們的營養成分。

柿子則富含維生素A，有助於視力保護，與芭樂搭配可增強抗氧化效果。

文旦和柚子提供的鉀和葉酸能有效支持心血管健康和細胞分裂，搭配其他水果可增強健康效果。

葡萄雖然營養成分不如其他水果高，但其抗氧化劑的作用不容忽視，與其他水果搭配時可增強心臟健康。

通過這種多樣化的水果攝取，不僅能夠提供身體所需的各種維生素和礦物質，還能提升整體的健康水平，促進身體的自然功能。

白花椰菜 _{vs.} 綠花椰菜

化合物:維生素C _{vs.} 抗氧化劑

為什麼選擇綠花椰菜和白花椰菜相比?

在日常飲食中,蔬菜是維持健康的重要組成部分,其中綠花椰菜(Broccoli)和白花椰菜(Cauliflower)是兩種非常受歡迎的選擇。這兩種花椰菜不僅口感鮮美,而且在營養價值上也各有特點。選擇這兩種蔬菜進行比較,可以幫助我們更深入地了解它們的營養素特點,以及如何更好地利用它們來改善飲食健康。

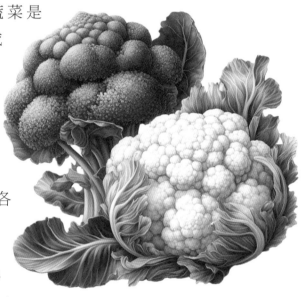

▲選擇這兩種比較,可以更好地利用它們來改善健康飲食。

綠花椰菜通常被認為營養價值更高,富含維生素C、維生素K、維生素A(β-胡蘿蔔素)、葉酸、纖維和抗氧化劑。而白花椰菜的營養密度稍低,但仍然是一種營養豐富的蔬菜,含有維生素C、維生素K、葉酸、纖維和少量的抗氧化劑。通過對比這兩者的營養特點,我們能夠更科學地制定飲食計劃,以促進健康。

營養素比較

以下是白花椰菜（Cauliflower）和綠花椰菜（Broccoli）的詳細營養素比較，特別是維生素C的含量：

營養素	白花椰菜（每100克）	綠花椰菜（每100克）	比較結果
維生素C	48.2 mg	89.2 mg	綠花椰菜勝出
維生素K	15.5 μg	101.6 μg	綠花椰菜勝出
維生素A	0 μg	623 IU	綠花椰菜勝出
葉酸	57 μg	63 μg	綠花椰菜勝出
膳食纖維	2 g	2.6 g	綠花椰菜勝出
鉀	299 mg	316 mg	綠花椰菜勝出

勝負評論

從營養素含量來看，綠花椰菜幾乎在所有主要營養素中都優於白花椰菜，尤其是在維生素C、維生素K、維生素A和抗氧化劑的含量上，這使得它在增強免疫功能、抗炎能力方面更具優勢。然而，白花椰菜仍然是一個很好的選擇，特別是對於那些尋求較低熱量和較溫和口味的人群。

另外，再列出綠花椰菜與白花椰菜中抗氧化劑的名稱和數值的詳細比較：

抗氧化劑	白花椰菜（每100克）	綠花椰菜（每100克）	比較結果
蘿蔔硫素	極少量（微量）	0.2–0.5 mg	綠花椰菜勝出
槲皮素	少量（微量）	3 mg	綠花椰菜勝出
維生素C	48.2 mg	89.2 mg	綠花椰菜勝出
β-胡蘿蔔素	0 μg	623 IU（約0.37 mg）	綠花椰菜勝出
維生素E	0.08 mg	0.78 mg	綠花椰菜勝出

從抗氧化劑的種類和數值來看，綠花椰菜顯著優於白花椰菜。綠花椰菜富含蘿蔔硫素、槲皮素、維生素C和β-胡蘿蔔素，這些抗氧化劑有助於減少氧化壓力、降低慢性疾病風險並增強免疫功能。白花椰菜雖然也含有一定的抗氧化劑，但含量遠不及綠花椰菜，因此在抗氧化能力上，綠花椰菜勝出。

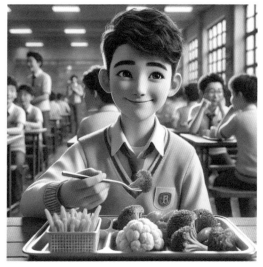

▲綠花菜和白花菜通吃，健康也通吃。

健康功效比較

綠花椰菜和白花椰菜都富含重要的維生素和礦物質，對健康有顯著的益處。綠花椰菜由於其高維生素C和抗氧化劑含量，能有效增強免疫系統，對抗感染並促進身體健康。此外，綠花椰菜中的纖維有助於消化，降低心血管疾病的風險。

白花椰菜同樣具有良好的健康效益。雖然其營養密度稍低，但仍然是維生素C、維生素K和纖維的良好來源。適量食用白花椰菜有助於改善腸道健康，減少便秘問題，並提供人體所需的微量營養素。

在選擇上，綠花椰菜因其更高的營養價值和抗氧化劑含量，通常被推薦作為日常飲食中的首選。然而，將兩者結合起來食用，能更全面地獲取多種營養成分，並提升飲食的多樣性。

食譜設計

清炒花椰菜

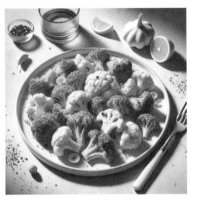

· 炒的時間不宜過長，以免花椰菜失去脆感和營養。

材料

綠花椰菜200克、白花椰菜200克、蒜末2瓣、橄欖油2湯匙、鹽適量、胡椒適量

做法

1. 將綠花椰菜和白花椰菜洗淨，切成小塊。
2. 在熱鍋中加入橄欖油，加熱至油溫升高。
3. 放入蒜末煸香，炒至微金黃色，散發香氣。
4. 加入切好的花椰菜，翻炒約3-5分鐘，至花椰菜變軟。
5. 根據個人口味，加入適量鹽和胡椒調味，翻炒均勻。
6. 立即上桌享用。

蒸煮花椰菜

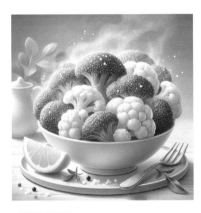

注意事項

· 蒸的時間可根據花椰菜的大小和喜好調整，確保花椰菜保持適度的嫩度。

材料

綠花椰菜300克、白花椰菜300克、檸檬汁1湯匙、鹽適量

做法

1. 將綠花椰菜和白花椰菜洗淨，切成適當大小的塊。
2. 將切好的花椰菜放入蒸籠中。
3. 燒開一鍋水，將蒸籠放在鍋上，蓋上鍋蓋，蒸約5-7分鐘，直到花椰菜變嫩。
4. 將蒸好的花椰菜取出，淋上檸檬汁，撒上適量鹽，輕輕拌勻。
5. 立即享用，保留原汁原味和更多營養成分。

總結：如何搭配，讓營養更全面

綠花椰菜和白花椰菜各自擁有獨特的營養優勢，選擇這兩者的搭配，可以充分發揮它們的營養潛力。在飲食中，我們可以根據自己的需求靈活調整，根據不同的烹飪方法來增添多樣的口感和色彩。

例如，在日常飲食中，可以將這兩種花椰菜與其他蔬菜如紅蘿蔔、甜椒搭配，不僅能增加抗氧化劑的攝取，

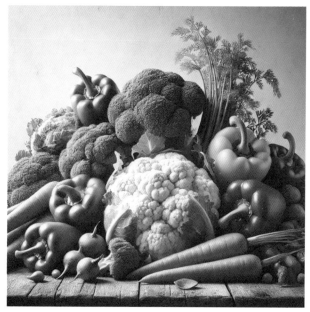

▲可以將它們和紅蘿蔔、甜椒搭配，不僅美味更能營養均衡。

還能提升維生素的多樣性。這樣的搭配不僅美味，更能確保獲取均衡的營養，支持整體健康。為了達到最佳的健康效果，建議每日攝取各種顏色的蔬菜，讓飲食更為豐富多元。

綠花椰菜 vs. 菠菜

化合物：維生素C vs. 葉酸

為什麼選擇綠花椰菜 vs 菠菜相比？

在健康飲食中，蔬菜扮演著至關重要的角色，而綠花椰菜（Broccoli）和菠菜（Spinach）是兩種廣受歡迎的綠葉蔬菜。這兩者各有其獨特的營養成分和健康效益，但許多人可能會對它們的具體差異不甚了解。因此，本篇將針對綠花椰菜和菠菜進行全面的比較，包括營養價值、用途、健康功效以及食譜設計，並提出如何搭配以實現最佳營養效果。

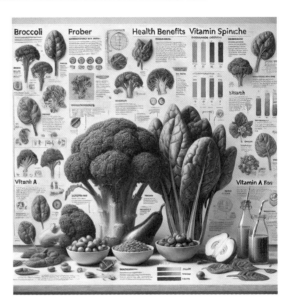

▲對綠花椰菜和菠菜進行全面比較，並提出最佳營養搭配。

綠花椰菜通常被認為營養價值更高，富含維生素C、維生素K、維生素A（β-胡蘿蔔素）、葉酸、膳食纖維和抗氧化劑。而菠菜的營養特點則包括豐富的維生素A、維生素K、葉酸及鐵質。這些營養素對於維持身體健康及支持各種生理功能都至關重要。對於許多人來說，了解這兩種蔬菜的營養差異能夠幫助他們在日常飲食中做出更明智的選擇。無論是選擇其中一種，還是兩者搭配使用，綠花椰菜和菠菜都能為健康飲食提供豐富的營養支持。

綠花椰菜與菠菜營養素比較

營養素	綠花椰菜(每100克)	菠菜(每100克)	勝負
維生素C	89 mg	28 mg	綠花椰菜
維生素A	623 IU	469 IU	菠菜
維生素K	101.6 µg	482.9 µg	兩者皆高
鐵質	0.73 mg	2.71 mg	菠菜
膳食纖維	2.6 g	2.2 g	綠花椰菜
鈣	47 mg	99 mg	菠菜
鎂	21 mg	79 mg	菠菜

勝負評論

在營養素的比較中,綠花椰菜在維生素C和膳食纖維含量上表現優異,對於增強免疫系統和促進腸道健康非常有益;然而,菠菜則在維生素A、鐵質、鈣和鎂的含量上表現更佳,能有效支持視力健康和防止貧血。維生素K在兩者中皆較高,對骨骼健康具有重要作用。根據自身的營養需求,這兩種蔬菜都可以靈活搭配使用,達到更全面的營養攝取。

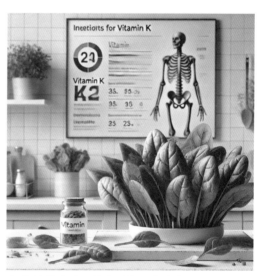

▲菠菜維生素K較高,對骨骼健康有重要作用。

健康功效比較

綠花椰菜和菠菜的健康功效各有特色。

綠花椰菜的健康功效

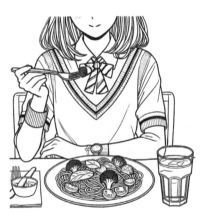

- **增強免疫系統**：其豐富的維生素C和抗氧化劑可提高身體的抵抗力。
- **促進消化**：膳食纖維有助於腸道健康，減少便秘的風險。
- **降低癌症風險**：綠花椰菜中的化合物能促進解毒，有助於防止癌症的發生。

菠菜的健康功效

- **改善視力**：富含維生素A和葉黃素，對眼睛健康非常重要。
- **預防貧血**：其豐富的鐵質能幫助提升血紅蛋白水平，減少貧血風險。
- **抗發炎**：菠菜中的植物化學物質有助於減少身體的發炎反應。

因此，綠花椰菜和菠菜都在各自的健康功效上發揮著重要作用。

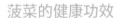

▲綠花椰菜和菠菜可以靈活搭配使用，達到更全面的營養攝取。

食譜設計

蒜香綠花椰菜

材料

綠花椰菜300克、大蒜3瓣、橄欖油2湯匙、鹽、胡椒適量

做法

1. 將綠花椰菜切成小朵，大蒜切碎。
2. 綠花椰菜放入煮沸的水中汆燙約2分鐘，撈起後放入冷水中停止煮熟。
3. 熱鍋中加入橄欖油，爆香大蒜，然後加入綠花椰菜炒至入味，最後加鹽和胡椒調味即可。

烤綠花椰菜

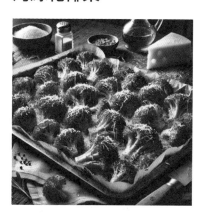

材料

綠花椰菜300克、橄欖油2湯匙、鹽、胡椒適量、巴馬臣芝士50克

做法

1. 將綠花椰菜切成小朵，放入烤盤中，淋上橄欖油，撒上鹽和胡椒。
2. 放入預熱至200°C的烤箱中烤約20分鐘，至綠花椰菜變軟且表面微焦。
3. 取出後撒上巴馬臣芝士，稍微焗烤片刻即可。

綠花椰菜沙拉

材料

綠花椰菜200克、紅洋蔥1/2個、蔓越莓50克、核桃30克、橄欖油3湯匙、醋1湯匙、蜂蜜1茶匙、鹽、胡椒適量

做法

1. 將綠花椰菜切成小朵，蒸熟後放入冰水中浸泡。
2. 紅洋蔥切絲，蔓越莓和核桃切碎。
3. 將綠花椰菜、紅洋蔥、蔓越莓和核桃混合均勻。
4. 調製沙拉醬：將橄欖油、醋、蜂蜜、鹽和胡椒混合均勻，淋在沙拉上即可。

菠菜炒蛋

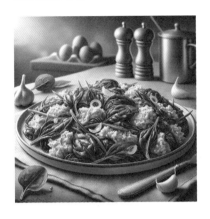

材料

菠菜 200克、雞蛋 2顆、蒜頭 1瓣、橄欖油 2湯匙、鹽、胡椒適量

做法

1. 將菠菜洗淨切碎，大蒜切片。
2. 熱鍋中加入橄欖油，爆香蒜片，然後加入菠菜炒至軟爛。
3. 將打散的雞蛋倒入鍋中，快速翻炒至蛋液凝固，最後加鹽和胡椒調味即可。

菠菜沙拉

材料

菠菜200克、草莓100克、核桃30克、羊奶芝士50克、橄欖油3湯匙、醋1湯匙、蜂蜜1茶匙、鹽、胡椒適量

做法

1. 將菠菜洗淨，草莓切片，核桃切碎。
2. 將菠菜、草莓和核桃混合均勻。
3. 調製沙拉醬：將橄欖油、醋、蜂蜜、鹽和胡椒混合均勻，淋在沙拉上，撒上羊奶芝士即可。

菠菜番茄意大利麵

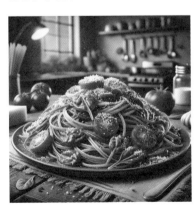

材料

菠菜100克、番茄2顆、大蒜2瓣、意大利麵200克、橄欖油2湯匙、鹽、胡椒

做法

1. 煮意大利麵至剛好有嚼勁，瀝乾水分備用。
2. 熱鍋加入橄欖油，爆香大蒜，然後加入菠菜和番茄翻炒。
3. 將煮好的意大利麵加入鍋中拌炒均勻，最後撒上帕瑪森芝士即可。

總結：如何搭配，讓營養更全面

綠花椰菜和菠菜各自擁有豐富的維生素和礦物質，搭配食用能實現營養的最大化補充。綠花椰菜中的維生素C和膳食纖維，有助於增強免疫力和促進消化；而菠菜則富含維生素A和鐵，能保持視力健康及防止貧血。將兩者搭配食用，例如在一餐中將綠花椰菜和菠菜加入炒菜、湯品或沙拉中，能使菜餚不僅美味，還能全面提供身體所需的營養。

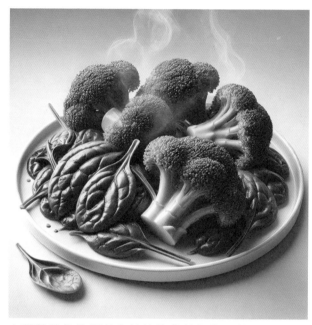

▲蒸熟的綠花椰菜和炒軟的菠菜作為配菜，保留營養又增添色彩。

此外，這種搭配還能利用各自的口感和顏色，增加菜餚的吸引力。比如，可以將蒸熟的綠花椰菜與炒軟的菠菜一起作為配菜，既保留了營養，又增添了色彩。在日常飲食中，靈活搭配這兩種蔬菜，將有助於達到營養均衡的效果，促進整體健康。

124

魚肝油 vs. 魚油

化合物：維生素A vs. Ω-3脂肪酸

為什麼選擇魚肝油和魚油相比？

魚肝油和魚油是兩種常見的膳食補充劑，儘管它們來源不同，但都能提供對身體有益的ω-3脂肪酸。然而，這兩者在DHA（二十二碳六烯酸）和EPA（二十碳五烯酸）的含量、維生素組成以及健康益處方面存在顯著差異。因此，選擇哪一種更適合自身的健康需求是關鍵的。

魚肝油通常從鱈魚肝中提取，富含維生素A和D，但ω-3脂肪酸，尤其是DHA的含量較低。而魚油則是從如鮭魚、鯖魚和沙丁魚等脂肪含量較高的魚類中提取，富含DHA和EPA，能夠為大腦、心臟和關節健康提供更多支持。因此，為了更清楚地理解哪一種更適合特定的健康需求，對兩者進行比較非常重要。

魚肝油與魚油營養素比較

營養素	魚肝油	魚油	勝負
DHA	約0.5克/100克	約2-3克/100克	魚油勝出
EPA	約0.2克/100克	約1-2克/100克	魚油勝出
維生素A	約30,000 IU/100克	極低，約50 IU/100克	魚肝油勝出
維生素D	約5,000-10,000 IU/100克	極低，約100-400 IU/100克	魚肝油勝出
抗炎作用	較少	顯著，因為DHA和EPA含量較高	魚油勝出
促進心血管健康	支持（含有部分DHA和EPA）	強力支持，DHA和EPA高含量	魚油勝出

　魚肝油與魚油在營養成分上各具優勢，但用途不同。魚油在DHA（約2-3克/100克）和EPA（約1-2克/100克）含量上佔據絕對優勢，這兩種Ω-3脂肪酸具有顯著的抗炎作用，並對心血管健康有極大的幫助，因此魚油更適合需要預防心血管疾病或改善炎症的人群。

　而魚肝油則以其高含量的維生素A（約30,000 IU/100克）和維生素D（約5,000-10,000 IU/100克）著稱，這對於需要增強免疫系統、促進視力健康及骨骼發育的人更為合適。魚肝油特別適合在維生素D缺乏症和兒童生長發育方面使用。

　因此，選擇應根據個人的健康目標和需求進行調整，魚油適合心血管健康，而魚肝油則在維生素補充方面具有不可替代的價值。

健康功效比較

魚肝油

- 維生素A：幫助支持免疫功能、保持健康的視力，促進皮膚健康。
- 維生素D：有助於促進鈣的吸收，支持骨骼和牙齒健康。
- ω-3脂肪酸：雖然含量低於魚油，但仍然對心血管健康有一定的支持作用。

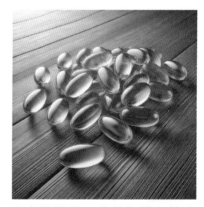

▲魚油提供心血管保護和抗炎作用，魚肝油補充維生素A和D。

魚油

- DHA：是對大腦發育和眼睛健康至關重要的ω-3脂肪酸，尤其在胎兒和嬰兒時期。成人攝取DHA也有助於維持認知功能。
- EPA：具抗炎作用，有助於減少慢性炎症，尤其對關節炎等炎症

性疾病有幫助。

- **血脂改善**：魚油有助於降低甘油三酯水平，促進心血管健康。

魚油的高DHA和EPA含量提供更強的心血管保護和抗炎作用，特別適合有心血管健康問題或需要抗炎效果的群體。而魚肝油則更適合需要補充維生素A和D的人群。

食譜設計

魚油烤鮭魚

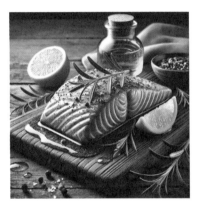

材料

鮭魚排一片、魚油2勺、檸檬汁1勺、鹽和胡椒適量、迷迭香一小撮

做法

1. 將鮭魚排洗淨並用紙巾擦乾水分。
2. 在魚排上淋上魚油和檸檬汁，然後均勻地撒上鹽、胡椒和迷迭香。
3. 將鮭魚放入預熱至180°C的烤箱中，烤約15分鐘至魚肉熟透即可。

魚肝油混合果汁

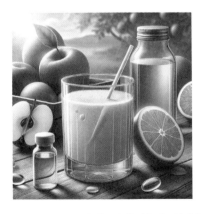

材料

橙汁200毫升、蘋果汁200毫升、魚肝油1勺

做法

1. 將橙汁和蘋果汁按比例混合。
2. 加入魚肝油，攪拌均勻後即可飲用。

這兩道食譜都能有效補充ω-3脂肪酸和其他營養素。烤鮭魚不僅富含魚油中的DHA，還提供高蛋白；而果汁則是一個容易攝取魚肝油的方式，適合不喜歡吃魚的群體。

總結：如何搭配，讓營養更全面

在魚肝油和魚油之間的選擇取決於個人的健康需求。魚油因其豐富的DHA和EPA含量更適合需要抗炎和心血管保護的人，而魚肝油則能為需要補充維生素A和D的群體提供有效支持。

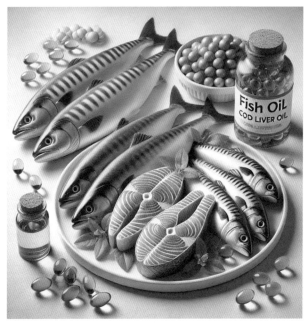

▲鮭魚、鯖魚和沙丁魚，搭配魚肝油或魚油，更均衡、更健康。

營養搭配建議

1. 如果日常飲食缺乏深海魚類，魚油是一個極好的補充DHA和EPA的來源，並有助於降低甘油三酯水平和減少炎症。

2. 如果有維生素A和D的不足或骨骼健康需求，魚肝油則是理想的選擇，特別是對免疫系統和視力的保護作用明顯。

3. 同時食用富含ω-3的魚類如鮭魚、鯖魚和沙丁魚，搭配適量的魚油或魚肝油補充劑，可以實現更加均衡的營養攝取。

最後，選擇哪一種補充劑應該根據個人的健康狀況和目標，以及醫生的建議來決定。無論是魚肝油還是魚油，合理搭配使用都能為身體提供全面的營養支持，提升健康水平。

維生素B、纖維與
脂肪酸保護組合

這篇文稿著重於比較玉米與黃椒、蘋果與香蕉、橄欖油
與花生油,以及酪梨與橄欖油的營養價值和健康效益。
文中詳細分析了各種食材的營養成分,包括維生素、膳
食纖維、抗氧化物質和脂肪酸,並探討其對消化健康、免
疫力、視力保護和心血管健康的影響。

此外,文章提供了多種創意食譜,將上述食材巧妙搭配,
以提升飲食的多樣性與營養平衡。
總結部分強調了根據個人需求選擇或搭配這些食材的
重要性,實現全面營養攝取,增強健康保護,並展現了如
何在日常生活中通過簡單的烹調方法來達到健康與美
味兼具的飲食目標。

玉米 vs. 黃椒

化合物:維生素C vs. 維生素A vs. 抗氧化劑

為什麼選擇玉米和黃椒相比?

玉米和黃椒都是日常飲食中常見且營養豐富的食材,擁有顏色鮮豔且味道可口的特點。這兩種食材經常出現在不同的烹飪方式中,例如沙拉、炒飯、湯品,甚至燒烤,均能發揮其獨特的風味。

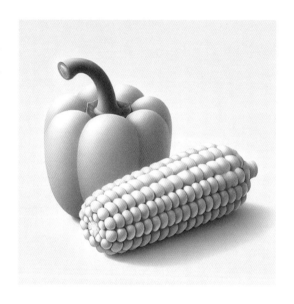

玉米以其豐富的膳食纖維著稱,這對於維持消化健康尤其重要,特別適合需要增加纖維攝入的人群。同時,玉米含有一定量的碳水化合物,能提供持久的能量來源,適合體力勞動者或運動後補充。

黃椒則擁有大量的維生素 C,這不僅能增強免疫力,還能促進膠原蛋白的生成,對皮膚、骨骼和血管健康十分有利。與其他蔬菜相比,黃椒在卡路里低且富含抗氧化物質的情況下,還能帶來甜美的口感,非常適合低卡飲食者。

因此,通過比較這兩者的營養價值,我們可以更好地了解如何根據不同的健康需求來選擇這些食材,並且合理地將它們搭配在日常飲食中,以達到均衡營養的目的。

玉米與黃椒及其他營養素的比較

以下是玉米與黃椒的營養素及抗氧化物質詳細比較

營養素	玉米（每100克）	黃椒（每100克）	比較結果
膳食纖維	2.7 克	1.8 克	玉米膳食纖維較高，有助於促進消化健康。
維生素C	約 7 毫克	183 毫克	黃椒維生素 C 含量顯著高於玉米，增強免疫力。
維生素A	微量 (<1 µg)	187 微克	黃椒富含維生素 A，有助於視力和皮膚健康。
葉黃素	644 微克	73 微克	玉米葉黃素含量較高，對眼睛健康有益。
玉米黃素	528 微克	微量 (<1 µg)	玉米含豐富玉米黃素，有助於保護視網膜。
類胡蘿蔔素	微量 (<1 µg)	3489 微克（以β-胡蘿蔔素為主）	黃椒含大量β-胡蘿蔔素，有抗氧化和免疫支持作用。
多酚類	微量 (<1 µg)	185 毫克（主要為槲皮素和橙皮素）	黃椒多酚含量較高，有抗炎和保護心血管功能。
維生素B 群	含有維生素B1 和B5	含有維生素B6	兩者皆提供不同類型的維生素B群，有助於能量代謝和神經系統健康。

勝負評論　　綜合營養素與抗氧化物質的比較來看，玉米與黃椒各有其獨特的健康效益。玉米在膳食纖維、葉黃素和玉米黃素含量上更為突出，這些成分對於促進腸道健康和保護視力至關重要。特別是葉黃素和玉米黃素這兩種抗氧化劑，對於減少視網膜損傷、預防老年黃斑病變有顯著效果。因此，玉米在促進視力健康方面有其獨特優勢。

另一方面，黃椒在維生素C、維生素A、β-胡蘿蔔素和多酚類抗氧化物質的含量上顯著優於玉米。維生素C含量非常高，有助於強化免疫系統，抵禦感冒和疾病。黃椒豐富的β-胡蘿蔔素和多酚類抗氧化劑，有助於減少自

由基損害、減緩衰老、改善皮膚健康和抗炎。特別是在抗氧化和免疫支持方面，黃椒的功效更為全面。

　　綜合來看，玉米適合用於需要增加纖維和保護眼睛的飲食中，而黃椒則更適合提升抗氧化水平、增強免疫力、保護視力和皮膚的健康需求。這兩者皆可根據個人的健康需求來進行選擇或搭配食用，以達到全面的營養均衡。

健康功效比較

玉米的健康功效：

- 膳食纖維：有助於促進消化健康，預防便秘，並減少患上結腸癌的風險。
- 維生素B群：支持能量代謝，對神經系統和心血管健康有幫助。
- 抗氧化物質：具有抗氧化作用，有助於減少自由基的損害，保護細胞健康。

黃椒的健康功效：

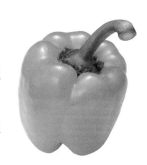

- 維生素C：增強免疫力，促進膠原蛋白生成，對皮膚健康、傷口癒合及血管彈性有幫助。
- 維生素A：對於維持視力、皮膚和免疫功能至關重要，還能幫助減少夜盲症的風險。
- 抗氧化物質：有助於抵抗自由基，減少發炎並保護心臟健康。

食譜設計

玉米黃椒炒飯

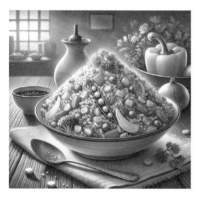

材料

玉米粒 100 克、黃椒 1 個、洋蔥 1 個、胡蘿蔔 1 根、青豆 50 克、白米飯 2 碗（隔夜飯最佳）、橄欖油 2 湯匙、醬油 2 湯匙、鹽和胡椒適量

做法

1. 黃椒、洋蔥、胡蘿蔔切丁，青豆洗淨備用。
2. 在鍋中加入橄欖油，炒香洋蔥丁。
3. 加入胡蘿蔔丁和青豆，翻炒數分鐘。
4. 加入玉米粒和黃椒丁，繼續翻炒。
5. 倒入白米飯，加入醬油、鹽和胡椒調味，翻炒均勻。
6. 讓飯粒稍微焦脆，即可上桌。

玉米黃椒蔬菜湯

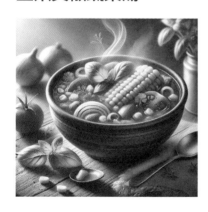

材料

玉米粒 100 克、黃椒 1 個、番茄 2 個、洋蔥 1 個、大蒜 2 瓣、蔬菜湯 500 毫升、橄欖油 1 湯匙、鹽和胡椒適量、新鮮香草（如羅勒或香菜）適量

做法

1. 將黃椒、番茄、洋蔥和大蒜切丁備用。
2. 在鍋中加入橄欖油，炒香洋蔥和大蒜。
3. 加入黃椒、番茄和玉米，翻炒均勻。
4. 倒入蔬菜湯，煮沸後轉小火煮約15分鐘。
5. 加鹽和胡椒調味，最後撒上新鮮香草即可。

總結：如何搭配，讓營養更全面

玉米和黃椒都是非常健康且營養豐富的食材，適當搭配可以提供豐富的膳食纖維、維生素和抗氧化物質。

玉米所提供的膳食纖維有助於促進消化健康，並幫助調節血糖水平，這對於有血糖控制需求的個體非常重要。此外，玉米還含有抗氧化物質如葉黃素和玉米黃素，這對保護視力、減少紫外線對眼睛的損害有一定幫助。另一方面，黃椒則提供了高含量的維生素 C 和其他抗氧化物質，如 β-胡蘿蔔素和多酚，這對於免疫系統、皮膚和眼睛健康有顯著的幫助。

將玉米與黃椒搭配使用，還能平衡各種維生素和礦物質的攝取，並提供多種口感的層次。這樣的組合不僅能讓菜餚更加美味，還能提升飲食的營養價值。合理搭配這些食材，能讓身體獲得更全面的保護，促進長期健康，特別是對於那些追求均衡營養和抗氧化保護的人群來說，這是一個非常理想的選擇。

蘋果 vs. 香蕉

化合物:纖維 vs. 鉀

為什麼選擇蘋果和香蕉相比?

蘋果和香蕉是兩種極為常見的水果,具有豐富的營養價值和廣泛的應用場景。蘋果富含膳食纖維、維生素 C 和抗氧化劑,這些成分有助於提高免疫力、促進消化和對抗自由基的損害。與此同時,香蕉則以其高鉀含量、天然糖分和能量供應聞名,尤其適合需要即時能量補充的人群。

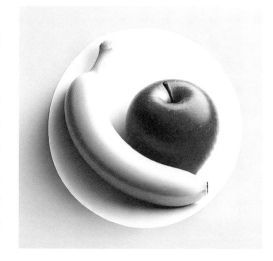

相比較其他水果,蘋果和香蕉的搭配既滿足了不同的營養需求,又能提供更多變化的口感和風味。例如,蘋果的膳食纖維可以幫助腸道健康,而香蕉的鉀對於維持心臟和肌肉功能至關重要。此外,兩者的維生素 C 含量都較高,有助於增強免疫力。

通過比較這兩者的營養成分,我們可以更清楚地了解到它們如何在不同的場合下為我們提供相應的營養補充。選擇這兩種水果不僅是基於它們的健康價值,也是基於它們能夠靈活運用在日常飲食中的便利性,例如可以生吃、製成果汁或加入到各種料理中。這種多樣性使得蘋果和香蕉在飲食中的地位非常重要。

蘋果與香蕉的營養素比較

營養素	蘋果(每100克)	香蕉(每100克)	比較結果
膳食纖維	2.4 克	2.6 克	蘋果與香蕉膳食纖維含量相近,略偏香蕉勝出。
維生素C	4.6 毫克	8.7 毫克	香蕉勝出,維生素C含量高於蘋果。
維生素A	54 IU	64 IU	香蕉略勝,維生素A含量稍高。
鉀	107 毫克	358 毫克	香蕉勝出,鉀含量顯著高於蘋果。
天然糖分	10.4 克	12.2 克	香蕉勝出,含有較多天然糖分,能即時提供能量。
抗氧化物質	槲皮素(Quercetin)約4毫克;多酚類化合物約110毫克。	多酚類化合物:約21 毫克	蘋果勝出,抗氧化物質含量較高。

勝負評論　在營養素的比較中,蘋果和香蕉各有其獨特的優勢。蘋果在膳食纖維和抗氧化物質(尤其是槲皮素和多酚類化合物)方面表現出色,這些成分對促進消化健康、增強免疫力和抗炎有顯著效果。蘋果的抗氧化物質含量較高,有助於對抗自由基,減少慢性疾病的風險。

另一方面,香蕉在維生素C、維生素A和鉀的含量上明顯優於蘋果,這些營養素對於增強免疫系統、支持視力健康、維持心臟和肌肉功能具有重要作用。香蕉的天然糖分較高,能夠快速提供能量,非常適合作為運動後的能量補充。

總體而言,蘋果和香蕉都是營養豐富的水果,適合在日常飲食中互補搭配使用。蘋果適合需要增加膳食纖維和抗氧化保護的人群,而香蕉則適合需要快速能量補充和鉀攝入的人群。透過靈活選擇和搭配,兩者能共同提供全面的營養支持,促進整體健康。

健康功效比較

蘋果

蘋果和香蕉在健康功效上各有優勢。蘋果的高膳食纖維含量能幫助控制血糖水平，並有助於降低膽固醇，這對於心血管健康有顯著的好處。蘋果的抗氧化劑能幫助對抗自由基，減少癌症和心臟病的風險，並支持免疫系統。此外，蘋果還能改善腸道健康，預防便秘。

香蕉

香蕉則富含鉀，對於維持正常的心臟功能和血壓穩定十分重要，尤其適合運動後補充鉀的需求。此外，香蕉提供即時能量，含有天然糖分，是理想的能量補充食品。它還有助於緩解肌肉痙攣，對於運動員來說是絕佳的選擇。香蕉的維生素 B6 有助於大腦功能，支持神經系統健康。綜合來看，蘋果的抗氧化效應和纖維優勢對心臟健康及腸道保健更為突出，而香蕉的鉀和能量補充作用則適合快速恢復和心血管系統保護。

蘋果沙拉

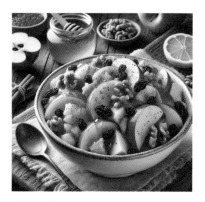

材料

蘋果(切丁)2 個、蜂蜜 1 湯匙、核桃碎 30 克、葡萄乾 20 克、檸檬汁 1 茶匙、肉桂粉少許

做法

1. 將蘋果切丁後放入碗中。
2. 加入 1 茶匙檸檬汁,以防止蘋果氧化變色,並增添清新風味。
3. 淋上 1 湯匙蜂蜜,輕輕拌勻,使每一塊蘋果均勻沾上蜂蜜。
4. 撒上 30 克核桃碎和 20 克葡萄乾,再撒少許肉桂粉,拌勻即可。

注意事項

· 檸檬汁防止蘋果變色,加入的量可以根據口味調整。

· 核桃和葡萄乾可根據個人喜好替換其他堅果或乾果,如杏仁或蔓越莓。

香蕉燕麥粥

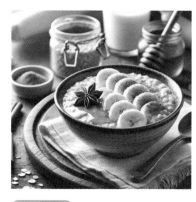

材料

香蕉(切片)1 根、燕麥片 50 克、牛奶(或植物奶)200 毫升、蜂蜜 1 茶匙、肉桂粉少許、水 150 毫升

做法

1. 將 50 克燕麥片和 150 毫升水放入鍋中,用中小火煮至燕麥變軟(約 5 分鐘)。
2. 加入 200 毫升牛奶或植物奶,繼續煮至燕麥粥變得濃稠(約 3 分鐘)。
3. 熄火後,加入 1 茶匙蜂蜜和少許肉桂粉,攪拌均勻調味。
4. 最後放入香蕉片,稍微拌勻即可享用。

注意事項

· 燕麥片可使用即食或傳統燕麥,煮的時間略有不同,即食燕麥煮1-2分鐘即可。

總結：如何搭配，讓營養更全面

蘋果和香蕉的搭配使用，能夠平衡膳食中的多種營養素，為身體帶來全面的健康益處。蘋果中的膳食纖維和抗氧化劑有助於促進腸道健康、控制血糖並提供強大的抗氧化保護，從而減少炎症和慢性病風險。香蕉則富含鉀和天然糖分，為身體提供即時能量，並有助於維持心血管健康和穩定血壓。此外，香蕉的豐富

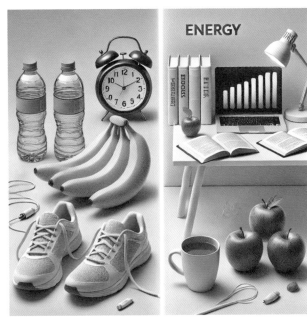

▲香蕉的豐富碳水化合物適合運動後補充，蘋果能在長時間提供穩定的能量。

碳水化合物使其成為運動後補充能量的理想選擇，而蘋果則能夠在長時間內提供穩定的能量釋放。

這兩種水果的搭配不僅在營養上互補，而且在口感和用途上也非常靈活多變，適合各種飲食需求，從沙拉到果昔、從早餐到能量補充，都是簡單而營養豐富的選擇。無論是想增強免疫系統、改善消化，還是維護心臟健康，這樣的水果組合都能在飲食中實現多方位的健康增益。

橄欖油 vs. 花生油

化合物:單元不飽和脂肪酸 vs. 維生素E

為什麼選擇橄欖油和花生油相比?

橄欖油和花生油是兩種常見的食用油,它們各自的營養價值與烹飪用途廣受討論。

橄欖油以其豐富的單元不飽和脂肪酸和抗氧化物質而聞名,常被視為心血管健康的有力保護者;而花生油則含有更多的多不飽和脂肪酸,尤其是Omega-6脂肪酸,適合高溫烹飪。

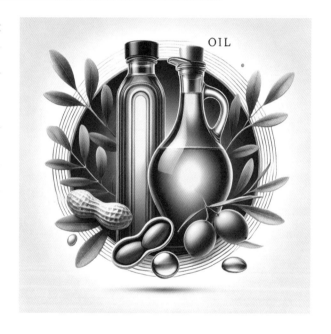

花生油因其穩定性強,特別適合於煎炸類的烹飪方式,而橄欖油則更適合用於低溫烹調和生食。此外,橄欖油中含有多酚和維生素E等抗氧化物質,能有效對抗體內的自由基,減少炎症,並保護血管健康;花生油中的維生素E同樣具有抗氧化效果,但需要控制攝取量以避免Omega-6過量引發的炎症風險。

通過比較這兩種油,我們可以更清晰地了解如何合理選擇和搭配它們,從而最大化健康效益。

橄欖油與花生油的營養素比較

營養素	橄欖油（每100克）	花生油（每100克）	勝負
單元不飽和脂肪酸	73 克	46 克	橄欖油勝，單元不飽和脂肪酸含量更高，有助於降低壞膽固醇。
多元不飽和脂肪酸	11 克	32 克	花生油勝，多元不飽和脂肪酸含量更高，有助於細胞膜健康。
維生素E	14 毫克	17 毫克	平手，兩者都提供豐富的維生素E，有抗氧化效果。
抗氧化劑	富含多酚類抗氧化物質，約150-400毫克	少量抗氧化劑，主要來自維生素E	橄欖油勝，富含多酚類抗氧化劑，能有效對抗自由基。
烹飪用途	適合低溫烹調，如拌沙拉	適合高溫烹飪，如煎炸	各有特色，依照用途使用。

勝負評論　　從營養素和用途的比較來看，橄欖油在單元不飽和脂肪酸和抗氧化劑（特別是多酚類）含量上表現突出，這些成分有助於心血管健康和抗炎，適合低溫烹飪或生食。另一方面，花生油則在多元不飽和脂肪酸上占據優勢，這類脂肪酸對於維持細胞膜的完整性至關重要。此外，花生油的耐高溫特性使其更適合用於煎炸等高溫烹調。

因此，橄欖油適合健康心臟和抗氧化需求者，而花生油則更適合用於需要高溫烹飪的菜餚。根據個人烹飪需求和健康目標，適當選擇這兩種油能提供不同的營養優勢。

健康功效比較

橄欖油的健康功效

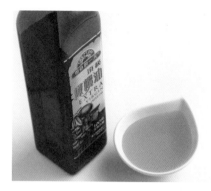

橄欖油中的單元不飽和脂肪酸有助於降低壞膽固醇水平，從而減少心臟病的風險。其豐富的抗氧化物質，特別是多酚類化合物，能夠有效對抗體內的氧化壓力，減少炎症反應，對慢性疾病如癌症和糖尿病有預防作用。此外，橄欖油對消化系統友好，有助於緩解便秘。

花生油的健康功效

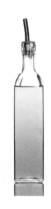

花生油富含多不飽和脂肪酸和維生素E，有助於維護細胞健康和增強免疫系統。Omega-6脂肪酸在適量攝取的情況下，對於維持正常的細胞功能和促進皮膚健康有著積極作用。此外，花生油還能夠提供能量，特別適合高溫烹飪時使用。

食譜設計

橄欖油拌菜

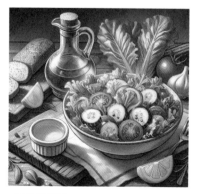

材料

新鮮蔬菜200克（如羅馬生菜、番茄、黃瓜）、橄欖油2湯匙、檸檬汁1湯匙、鹽和胡椒適量

做法

1. 將新鮮蔬菜洗淨並切塊，放入大碗中。
2. 淋上橄欖油和檸檬汁，撒入鹽和胡椒，拌勻即可。

注意事項　·　橄欖油在生食時能保留最多的營養和抗氧化物質，因此此菜肴中的橄欖油應避免加熱。

橄欖油大蒜麵包

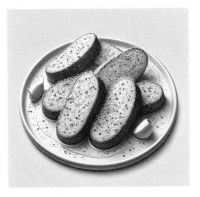

材料

法國麵包4片、橄欖油3湯匙、大蒜2瓣（切碎）、巴馬臣芝士30克

做法

1. 將法國麵包切片，塗上橄欖油和切碎的大蒜。
2. 撒上巴馬臣芝士，放入180℃預熱的烤箱中烤至金黃酥脆即可。

注意事項

· 使用中低溫烤製，避免橄欖油過熱，破壞營養成分。

花生油炸雞

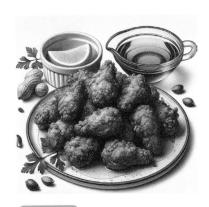

材料

雞腿肉300克、花生油適量（足夠覆蓋雞肉的深度）、麵粉50克、雞蛋1個（打散）、鹽和胡椒適量

做法

1. 將雞腿肉切塊，撒上鹽和胡椒調味。
2. 裹上麵粉後，蘸上打散的雞蛋液。
3. 將花生油加熱至180℃，將雞肉炸至金黃酥脆，撈起瀝乾油分即可。

注意事項

· 花生油適合高溫烹飪，但需避免反覆使用油炸以減少反式脂肪的產生。

花生油炒青菜

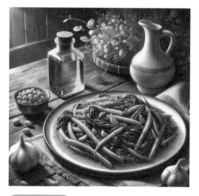

青菜200克(如空心菜或菠菜)、花生油2湯匙、大蒜1瓣(切碎)、鹽適量

做 法

1. 熱鍋中加入花生油,爆香大蒜。
2. 放入青菜,快速翻炒至軟嫩,加鹽調味即可。

注意事項

* 花生油耐高溫,但建議快速翻炒以保留蔬菜中的營養。

總結:如何搭配,讓營養更全面

橄欖油和花生油在營養上各有千秋。橄欖油的單元不飽和脂肪酸有助於保護心血管健康,並且富含抗氧化物質,適合日常的低溫烹飪和涼拌菜餚。而花生油則富含多不飽和脂肪酸,適合高溫烹調,特別適用於炸物或炒菜。在實際飲食中,可以根據烹飪方式和健康需求,靈活搭配這兩種油。例如,在煎炸或高溫炒菜時使用花生油,而在涼拌或低溫烹飪中使用橄欖油。

通過這樣的搭配,可以在日常飲食中既滿足健康需求,又享受多樣化的美食選擇,讓膳食更加全面均衡。適量攝取這兩種食用油不僅能夠促進心血管健康,還能提供足夠的能量和抗氧化保護,使身體在長期保持最佳狀態。

酪梨 vs. 橄欖油

化合物：不飽和脂肪酸 vs. 維生素E

為什麼選擇酪梨和橄欖油相比？

　　酪梨和橄欖油是兩種備受推崇的健康食材，它們在烹飪與營養上各有千秋。選擇這兩者的比較，有助於深入了解它們各自的特點及所帶來的健康益處。酪梨以其奶油般的質地和獨特的風味深受喜愛，富含膳食纖維，這對維持消化健康至關重要。

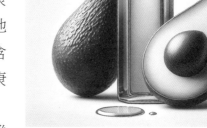

　　此外，酪梨還含有多種維生素，如維生素E、K和C，能增強免疫系統，並有助於骨骼健康。橄欖油，尤其是特級初榨橄欖油，則以其豐富的單不飽和脂肪和抗氧化劑而著稱，對心血管健康有顯著益處。這種油脂在烹調中表現出色，能夠提升菜肴的風味，同時保留其營養價值。

　　選擇酪梨和橄欖油的比較，不僅能幫助我們在飲食上做出更明智的選擇，還能促進整體健康。

酪梨與橄欖油的營養素比較

營養素	酪梨(每100克)	橄欖油(每100克)	勝負
單不飽和脂肪酸	約 10 克 (占總脂肪的 70%)	約 73 克 (占總脂肪的 73%)	橄欖油勝
多元不飽和脂肪酸	約 1.8 克(約 13%)	約 11 克(約 11%)	酪梨勝
飽和脂肪酸	約 2.1 克(約 15%)	約 14 克(約 14%)	無明顯勝負
維生素E	2.07 毫克	14 毫克	平手
維生素K	21 微克	60 微克	平手
維生素C	10 毫克	微量(少於 0.1 毫克)	酪梨勝
膳食纖維	6.7 克	0 克	酪梨勝
鉀	485 毫克	無	酪梨勝

勝負評論　　在酪梨與橄欖油的營養素比較中,兩者各具優勢。橄欖油的單不飽和脂肪酸含量略高,達到約73%,而酪梨則為約70%,因此在這一點上橄欖油略勝一籌。相對而言,酪梨的多元不飽和脂肪酸含量稍高,約13%,顯示出其在提供多元不飽和脂肪方面的優勢。

在飽和脂肪酸方面,兩者表現相近,並無明顯勝負。維生素E和K的含量在兩者之間均為豐富,難分高下。酪梨在維生素C含量上優於橄欖油,這使其在增強免疫力和抗氧化方面更具優勢。此外,酪梨的膳食纖維含量高,對消化健康有顯著益處,而橄欖油則缺乏這一特點,讓酪梨在此項目中勝出。

總體而言,酪梨在提供更多維生素和膳食纖維方面表現優越,適合希望增加纖維攝入和維生素的食客,而橄欖油則在脂肪酸組成上稍顯優勢,對於希望獲得健康油脂的人來說,兩者皆為極佳選擇。

健康功效比較

- **脂肪組成**：兩者都含有高比例的單不飽和脂肪酸，這對心血管健康有益，有助於降低壞膽固醇（LDL）並提升好膽固醇（HDL）。

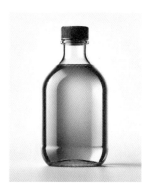

- **抗氧化劑**：橄欖油中的多酚類抗氧化劑被證實具有強效的抗炎作用，對心血管保護有明顯效果；而酪梨則富含維生素E，對抗氧化同樣重要，但其抗氧化機制有所不同。
- **膳食纖維**：酪梨含有大量的膳食纖維，有助於改善消化系統健康，維持血糖穩定；相對而言，橄欖油則不含纖維。
- **維生素和礦物質**：酪梨提供多種維生素和礦物質，尤其是鉀和鎂，對心血管和神經功能有益，而橄欖油主要提供維生素E和K。

食譜設計

酪梨吐司

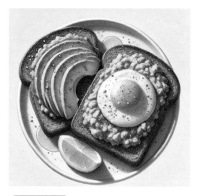

材 料

1個成熟的酪梨、2片全麥吐司、鹽和胡椒（依個人口味）、檸檬汁（可選）、蛋（可選）

做 法

1. 酪梨去核，取出果肉，用叉子壓成泥。
2. 加入少許鹽、胡椒和檸檬汁調味。
3. 全麥吐司烤至金黃酥脆。
4. 將酪梨泥均勻地塗抹在吐司上。
5. 可選擇加煎蛋或水煮蛋，增添蛋白質和口感。

注意事項

- 橄欖油在生食時能保留最多的營養和抗氧化物質，因此此菜肴中的橄欖油應避免加熱。

酪梨沙拉

材料

1個成熟的酪梨、1杯混合沙拉菜（如菠菜、芝麻菜、萵苣等）、1/2杯櫻桃番茄，切半、1/4杯紅洋蔥，切薄片、1/4杯核桃或杏仁（烤過的）、2湯匙橄欖油、1湯匙檸檬汁、鹽和胡椒（依個人口味）

做法

1. 酪梨去核，切成片。
2. 混合沙拉菜、番茄、紅洋蔥和堅果在一個大碗中。
3. 加入酪梨片。
4. 橄欖油和檸檬汁混合均勻，澆在沙拉上，輕輕拌勻。
3. 加入鹽和胡椒調味即可。

酪梨Smoothie

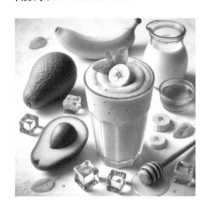

材料

1個成熟的酪梨、1根香蕉、1杯低脂牛奶或植物奶、1湯匙蜂蜜（可選）、冰塊適量

做法

1. 酪梨去核，取出果肉。
2. 將酪梨、香蕉、牛奶和蜂蜜（如果使用）放入攪拌機中。
3. 攪拌至順滑。
4. 根據需要加入冰塊，繼續攪拌。
5. 倒入杯中享用。

簡單的橄欖油沙拉醬

材料

1/4杯特級初榨橄欖油、2湯匙檸檬汁或紅酒醋、1茶匙第戎芥末、1茶匙蜂蜜、鹽和胡椒（依個人口味）

做法

1. 將檸檬汁或紅酒醋、第戎芥末和蜂蜜放入一個小碗中攪拌均勻。
2. 慢慢加入橄欖油，邊攪拌邊加入，直到混合均勻。
3. 加入鹽和胡椒調味。
4. 澆在你喜歡的沙拉上。

橄欖油烤蔬菜

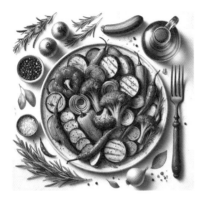

材料

各類蔬菜（如紅椒、黃椒、綠花椰菜、櫛瓜、胡蘿蔔、洋蔥等）、2-3湯匙特級初榨橄欖油、鹽和胡椒（依個人口味）、新鮮香草（如迷迭香、百里香，依個人口味）

做法

1. 將蔬菜洗淨，切成適當大小。
2. 將蔬菜放入大碗中，淋上橄欖油，拌勻。
3. 加入鹽、胡椒和香草調味。
4. 將蔬菜平鋪在烤盤上。
5. 以200°C烤約20-25分鐘，直到蔬菜熟透並略帶焦糖色。

橄欖油蒜香意大利麵

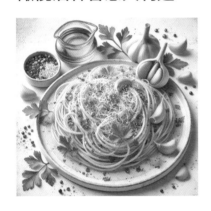

材料

200克意大利麵、4湯匙特級初榨橄欖油、4瓣大蒜，切片、1/4茶匙紅椒碎（可選）、2湯匙新鮮歐芹，切碎、1/4杯帕爾馬乾酪，磨碎、鹽和胡椒（依個人口味）

做法

1. 按包裝指示煮熟意大利麵，瀝乾水分。
2. 同時，在一個大平底鍋中加熱橄欖油，加入切片大蒜，炒至金黃色。
3. 若喜歡，可加入紅椒碎，繼續炒約30秒。
4. 將煮熟的意大利麵加入鍋中，翻炒均勻。
5. 加入鹽、胡椒和新鮮歐芹，拌勻。
6. 取出時撒上磨碎的帕爾馬乾酪，即可享用。

總結:如何搭配,讓營養更全面

酪梨和橄欖油在健康飲食中各自扮演著重要的角色,提供了多樣的營養和健康益處。酪梨的豐富膳食纖維以及多種維生素,使其成為一種極佳的健康食材,特別適合需要增加膳食纖維攝入的人群。另一方面,橄欖油的單不飽和脂肪和抗氧化劑含量高,廣受推崇,能有效降低壞膽固醇水平,支持心血管健康。

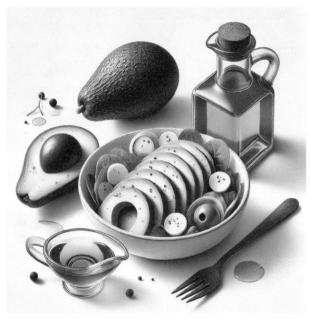

▲將酪梨與橄欖油結合在日常飲食中,也能促進更均衡的營養攝取。

這兩者巧妙結合,無疑為我們的飲食增添了豐富的多樣性和營養價值,讓我們在追求健康的過程中,同時享受美味的飲食體驗。此外,隨著人們對健康飲食認識的提升,將酪梨與橄欖油結合在日常飲食中,也能促進更均衡的營養攝取。無論選擇單獨使用酪梨或橄欖油,還是將兩者結合,保持均衡的飲食都是至關重要的,並根據個人健康狀況做出合適的選擇。

蛋白質與
脂肪酸支持

本篇深入探討了蛋白質與脂肪酸的營養組合,並對常見食材如黃豆、黑豆、毛豆,以及深海魚、淺海魚、養殖魚等進行了營養成分的詳細比較。同時,通過列舉這些食材在健康效益上的獨特性,如黃豆的高蛋白與膳食纖維,黑豆的抗氧化物質,深海魚的Ω-3脂肪酸,為讀者提供了精準的選擇依據。

同時,還呈現了各種食材搭配的創意食譜,包括豆類沙拉、黑豆湯、蒸鱈魚等,鼓勵讀者在日常飲食中多樣化搭配,提升飲食的營養價值。

此外,文稿以白肉與紅肉的營養特點對比結尾,建議均衡攝取,強調健康飲食的重要性。這份綜合性的分析與建議,對於關注健康飲食、尋求科學膳食平衡的人群具有極大的參考價值。

黃豆 VS. 黑豆 VS. 毛豆

化合物：植物性蛋白質 VS. 異黃酮

為什麼選擇黃豆、黑豆和毛豆相比？

黃豆、黑豆和毛豆雖然都屬於大豆的一種，但它們在外觀、營養成分和健康效益上有著明顯的差異。這三種豆類各自的特點使得它們在飲食中扮演著不同的角色。黃豆以其高蛋白質和膳食纖維含量而著稱，非常適合想要增加植物蛋白攝入的人群。黑豆則因其豐富的抗氧化物質而受到重視，對於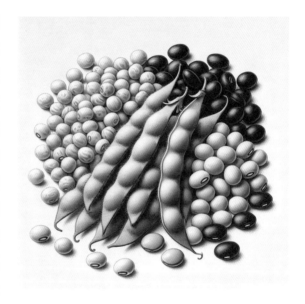抵抗自由基損傷和預防慢性疾病特別有效。毛豆則是未成熟的黃豆，具有清爽的口感和高水分，適合用作小吃或輕食。

了解這些差異可以幫助我們根據自己的營養需求和健康目標，更明智地選擇和搭配這些豆類，從而提高我們的飲食質量。無論是在增強免疫力、促進消化還是提供高質量的植物蛋白，這三種豆類均有其獨特的貢獻，值得深入探討。這樣的認識不僅有助於我們提升飲食的多樣性，還能確保攝取到多種必需的營養素，進而促進整體健康。

營養素的比較

營養素	黃豆(每100克)	黑豆(每100克)	毛豆(每100克)	勝負
蛋白質	約 36 克	約 27 克	約 29 克	黃豆勝
膳食纖維	約 9 克	約 8 克	約 7 克	黃豆勝
維生素B群	豐富	豐富	較少	平手
維生素E	0.85 毫克	0.62 毫克	0.15 毫克	黃豆勝
鉀	280 毫克	250 毫克	300 毫克	毛豆勝
鐵	4.5 毫克	2.1 毫克	1.5 毫克	黃豆勝
抗氧化物質	異黃酮 (中等含量)	花青素、異黃酮 (較高含量)	葉綠素 (低含量)	黑豆勝

勝負評論

在比較黃豆、黑豆和毛豆的營養素時，可以看到每種豆類在不同方面的優勢。

首先，黃豆在蛋白質和膳食纖維的含量上均為最優，這使其成為提高植物蛋白攝入和促進消化的首選食材。此外，黃豆的維生素E含量也較高，對於抗氧化和保護細胞有明顯的益處。黑豆則以其抗氧化物質的豐富程度脫穎而出，對於抵抗自由基損傷和預防慢性疾病具有獨特的貢獻。毛豆在鉀的含量上略勝一籌，適合需要調節電解質和平衡血壓的人群。

總的來說，黃豆在蛋白質、膳食纖維、維生素E及鐵的含量上均勝過其他兩種豆類，而黑豆在抗氧化物質的豐富性上則表現突出。毛豆的優勢在於其高鉀含量，對於特定需求者來說仍然具備重要價值。因此，根據個人的營養需求選擇不同豆類，可以更好地提升整體飲食的營養素攝取。

健康功效比較

黃豆:

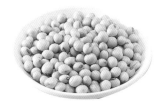

- 含有豐富的蛋白質，能有效促進肌肉的
修復與增長，並有助於保持血糖穩定。
黃豆還是膳食纖維的重要來源，有助於
促進消化健康，減少便秘的問題。
- 其所含的維生素和礦物質（如鐵、鈣、鎂）對於維持身體健康
至關重要。

黑豆

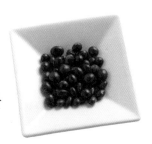

- 除了具備黃豆的健康益處外，黑豆含有
較高的抗氧化物質，如花青素，這使得它
在抵抗自由基損傷方面特別有效，有助於
預防慢性疾病。
- 其獨特的黑色外皮提供了更多的健康益處，特別是在抗炎和抗
癌方面的潛力。

毛豆(青豆)

- 毛豆是未成熟的黃豆，雖然其蛋白質和
營養成分相似，但由於其較高的水分含
量，營養濃度相對較低。
- 毛豆提供了豐富的維生素和礦物質，對促
進肌肉生長和提高能量水平有很大幫助，尤其適合運動後的補
充。

食譜設計

豆類三色沙拉

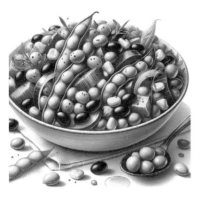

材料

黃豆、黑豆、毛豆各150克、玉米100克、胡蘿蔔1根，切丁、青椒1個，切丁、洋蔥1個，切丁、橄欖油3湯匙、檸檬汁1湯匙、鹽、黑胡椒適量

做法

1. 將黃豆、黑豆和毛豆提前煮熟，待涼備用。
2. 將所有蔬菜丁混合在一起。
3. 將煮熟的豆類與蔬菜混合，然後加入橄欖油和檸檬汁，最後調味即可。
4. 冷藏片刻，讓味道融合後再食用，更加美味可口。

豆腐黑豆湯

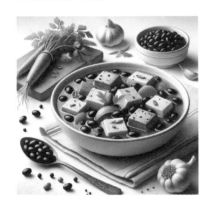

材料

黃豆（製成豆腐）200克、黑豆150克，煮熟、胡蘿蔔1根，切丁、洋蔥1個，切丁、蒜2瓣，切碎、姜1片，切絲、鹽、胡椒適量、醬油2湯匙

做法

1. 將黑豆提前浸泡後煮熟，備用。
2. 在鍋中加少許油，翻炒蒜、姜和洋蔥，出香味後加入胡蘿蔔丁。
3. 加入黑豆和豆腐，慢火燉煮15分鐘，讓味道充分融合。
4. 最後加入鹽、胡椒和醬油調味，即可享用。

毛豆炒飯

材料

毛豆100克、雞蛋2顆，打散、胡蘿蔔1根，切丁、青椒1個，切丁、洋蔥1個，切丁、蒜2瓣，切碎、冷飯300克、醬油3湯匙、鹽、胡椒適量

做法

1. 將毛豆煮熟，備用。
2. 在鍋中加少許油，炒香蒜和洋蔥後加入胡蘿蔔和青椒。
3. 加入打散的雞蛋，炒至凝固後加入冷飯和毛豆，炒勻。
4. 最後加入醬油、鹽和胡椒調味，即可上桌。

總結：如何搭配，讓營養更全面

黃豆、黑豆和毛豆各具特色，它們的營養成分和健康效益相輔相成。合理搭配這三種豆類，能夠充分發揮其健康效益，促進身體健康。具體來說：

營養均衡：這三種豆類搭配食用，可以提供高質量的植物蛋白，同時攝取豐富的膳食纖維、維生素和礦物質，滿足不同的營養需求。

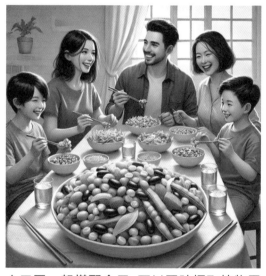

▲三豆一起搭配食用，可以同時攝取植物蛋白、膳食纖維、維生素和礦物質。

抗氧化保護：黑豆中的抗氧化物質搭配黃豆和毛豆，能增加抗氧化保護，降低自由基對身體的損害，減少慢性疾病的風險。

多樣口感：這三種豆類的口感和烹飪方式多樣化，能夠根據個人口味進行變化，讓飲食更有趣，增加用餐的樂趣。

深海魚 vs. 淺海魚 vs. 養殖魚

化合物：Ω-3脂肪酸 vs. 蛋白質 vs. 維生素D

為什麼選擇深海魚、淺海魚和養殖魚相比？

深海魚、淺海魚和養殖魚雖然都屬於魚類，但它們在來源、營養成分和對身體健康的影響上存在明顯的差異。

深海魚如鮭魚和鯖魚通常富含Ω-3脂肪酸，這對心血管健康至關重要。淺海魚則提供高質量的蛋白質，適合需要增加肌肉質量的人群。養殖魚的營養成分取決於其飼養環境，但通常也富含蛋白質和維生素。了解這些差異不僅能幫助我們做出更明智的飲食選擇，還能滿足不同的營養需求，提升整體健康水平。

透過合理搭配這三類魚類，我們可以獲得更全面的營養，使得飲食更加均衡。

這些魚類各具特色，選擇適合的魚類可以根據烹調方式和營養需求來決定。

以下是深海魚、淺海魚和養殖魚各自的常見魚類列表：

類別	常見魚種
深海魚	1.鮪魚 (Tuna)
	2.魟魚 (Skate)
	3.鮟鱇魚 (Anglerfish)
	4.龍鱗魚 (Dragonfish)
	5.大西洋大菱鮃 (Atlantic Halibut)
淺海魚	1.鱈魚 (Cod)
	2.鱸魚 (Sea Bass)
	3.沙丁魚 (Sardine)
	4.鱈場蟹 (Crab)
	5.紅甘魚 (Amberjack)
養殖魚	1.鯛魚 (Grouper)
	2.鱸魚 (Sea Bass)
	3.龍利魚 (Sole)
	4.彩虹鱒 (Rainbow Trout)
	5.白鱸 (White Bass)
	6.藍鰻 (Blue Catfish)
	7.龍蝦 (Lobster)
	8.司目魚 (Milk fish)
	9. 鯉魚 (Carp)

海魚、淺海魚和養殖魚的營養素比較

營養素	深海魚	淺海魚	養殖魚	勝負
蛋白質	約 22-25%	約 20-22%	約 18-20%	深海魚勝
Ω-3脂肪酸	約 1.5-2.5g/100g	約 0.5-1g/100g	約 0.5-1g/100g	深海魚勝
維生素D	約 600-1000 IU	約 400-600 IU	約 200-400 IU	深海魚勝
鉀	約 300mg	約 350mg	約 280mg	淺海魚勝
鐵	約 0.6mg	約 0.8mg	約 0.4mg	淺海魚勝
環境污染物	可能較低	可能較低	可能較高	深海魚勝

勝負評論 深海魚在蛋白質、Ω-3脂肪酸和維生素D方面表現出色，特別適合希望增加這些營養素攝取的人群。相比之下，淺海魚的鉀和鐵含量更高，對於維持體內電解質平衡有重要作用，但在維生素D的表現上則稍遜一籌。養殖魚則在多方面的營養素表現中處於最低水準，特別是維生素D含量，這對於需要補充維生素D的人來說，是個需要考量的因素。

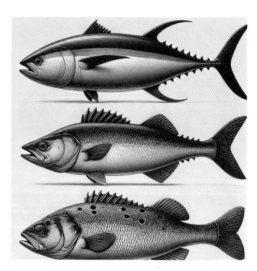

▲鮪魚（上）、鱈魚（中）、鱸魚（下）分別是深海魚類、淺海魚類和養殖魚類的代表。

綜合來看，選擇深海魚對於維生素D和Ω-3脂肪酸的攝取最為有利。

健康功效比較

深海魚

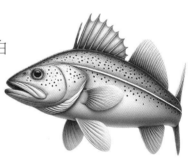

- 深海魚如鮪魚含有豐富的Ω-3脂肪酸，這種脂肪酸對心血管系統的健康有顯著益處，可以降低血液中的膽固醇水平，減少心臟病發作的風險。此外，Ω-3還有助於促進腦部功能，有研究表明，適量攝入Ω-3可以降低老年癡呆症的風險。

▲鮪魚是深海魚最有名的代表之一。

淺海魚

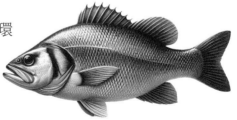

- 淺海魚如鱈魚則提供高質量的蛋白質，對於增強肌肉和促進身體修復非常有效。維生素D的豐富含量也對骨骼健康至關重要，有助於鈣的吸收和骨質的維持。

▲鱈魚是淺海魚中最常見的美味。

養殖魚

- 養殖魚的營養成分會因飼養環境和飼料而異，通常含有較高的蛋白質和多種維生素。雖然有時可能存在環境污染的風險，但選擇信譽良好的養殖場出產的魚類可以大大降低這一風險。

▲鱸魚是常見的養殖魚類之一。

食譜設計

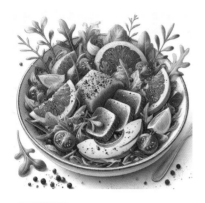

深海魚：鮪魚柚香沙拉

材料

鮪魚排200克、羅馬生菜 (羅蔓)、芝麻葉等綜合生菜150克、柚子 (剝成小瓣) 100克、酪梨1顆 (切片)、小番茄5顆 (對半切開)、橄欖油2湯匙 (約30毫升)、檸檬汁1湯匙 (約15毫升) 鹽適量 (約1/2茶匙)、黑胡椒：適量 (約1/4茶匙)

做法

準備鮪魚排

1. 將鮪魚排清洗乾淨，用紙巾吸乾水分。
2. 在鮪魚排上均勻撒上少許鹽和黑胡椒調味。
3. 加熱平底鍋，加入1湯匙橄欖油，以中火煎鮪魚排，每面約煎2分鐘，至外層金黃、內部微粉紅色 (可依喜好調整熟度)。
4. 將鮪魚取出稍微冷卻後切成薄片。

準備沙拉

1. 在沙拉碗中混合綜合生菜、小番茄、柚子瓣和酪梨片。
2. 將煎好的鮪魚片擺在沙拉上。

製作沙拉醬

1. 在小碗中混合1湯匙橄欖油和檸檬汁，攪拌均勻，加入適量鹽和黑胡椒調味。
2. 將沙拉醬均勻地淋在沙拉上。

完成

1. 輕輕拌勻沙拉，讓醬料充分融合即可上桌。

注意事項

- **鮪魚的熟度：** 鮪魚適合煎至外熟內嫩，過熟容易影響口感。如果您偏好全熟，可以適當延長煎的時間。
- **柚子的選擇：** 建議選用略帶酸甜的柚子品種，能為沙拉增添清新口感。

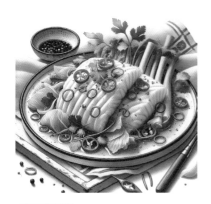

淺海魚：蒸鱈魚

（ 材料 ）

鱈魚300克（切片或整片）、薑片3片、蔥2根（切段）、蒸魚醬油2湯匙（約30毫升）

（ 做法 ）

1. 鱈魚洗淨後，用廚房紙吸乾，放上薑片和蔥段，整齊地擺放在盤中。
2. 放入蒸鍋中，水開後蒸約15分鐘，至魚肉變白熟透。
3. 最後淋上蒸魚醬油，即可享用。

（ 注意事項 ）

· 蒸的時間根據魚片的厚度可適度調整，避免過長造成魚肉變老。

· 可在蒸鍋中加些香菜或紅椒片，增添色彩與風味。

· 魚的品質會影響味道，建議選擇新鮮的鱈魚。

養殖魚：鯛魚湯

（ 材料 ）

鯛魚300克（切塊）、豆腐200克（切塊）、海帶50克（浸泡過，切段）、蔥2根（切段）、薑3片、鹽：適量（約1茶匙）、水800毫升

（ 做法 ）

1. 鯛魚切片，與豆腐、海帶、蔥和薑一同放入鍋中。
2. 加入800毫升水，煮沸後轉小火煮約20分鐘，至魚肉熟透，湯頭鮮美。
3. 最後加鹽調味，稍作攪拌，即可食用。

（ 注意事項 ）

· 煮湯時火力不宜過大，應保持小火慢煮，以便充分釋放魚的鮮味。

· 海帶要提前泡水，以便縮短煮的時間，確保其口感。

總結：如何搭配，讓營養更全面

深海魚、淺海魚和養殖魚的營養成分各有千秋，合理搭配可以充分發揮它們的健康效益：

營養均衡：將三種魚類搭配食用，既能提供高質量的植物蛋白，又能攝取豐富的Ω-3脂肪酸、維生素和礦物質，全面滿足身體所需。

多樣性：不同魚類的烹飪方式和口感各不相同，可以根據個人口味和營養需求進行變化，增加飲食的多樣性和樂趣。

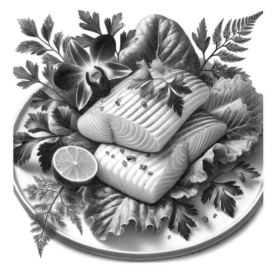

▲鱈魚片這種淺海魚提供優質蛋白質和維生素D，有助於肌肉和骨骼健康。

健康效益：深海魚的Ω-3脂肪酸有助於心血管健康和腦部功能；淺海魚提供優質蛋白質和維生素D，有助於肌肉和骨骼健康；養殖魚則需選擇信譽良好的來源，以確保營養和安全。

總的來說，多樣化飲食是維持健康的重要策略。選擇各種不同類型的魚類，可以獲得全面的營養，進一步確保身體健康。

白肉 vs. 紅肉

化合物：低脂肪 vs. 高鐵

在我們的飲食中，肉類是一個重要的蛋白質來源。根據肉類的顏色和成分，肉類可分為白肉和紅肉。最簡單的分辨方式是以幾隻腳判別，「四隻腳動物」歸類為紅肉，有豬肉、羊肉、牛肉等；「兩隻腳動物」或「海鮮」歸類為白肉，包括雞肉、鴨肉、魚肉等。了解白肉和紅肉的營養成分及其對健康的影響，能幫助我們做出更明智的飲食選擇，進而促進健康。

為什麼選擇白肉和紅肉相比？

白肉和紅肉在營養成分和對健康的影響上有所不同。這兩類肉類各自的特點與優缺點，能幫助我們選擇適合自己的飲食方式。白肉通常來源於家禽和魚類，具有較低的飽和脂肪和膽固醇含量；紅肉則來自哺乳動物，雖然含有較高的鐵質和鋅，但同時飽和脂肪和膽固醇的含量也較高。這使得白肉成為一個相對健康的選擇。

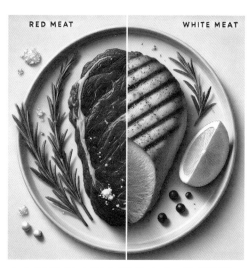

▲左邊的紅肉和右邊的白肉，均衡攝取，身體自然強壯。

營養素比較

以下是白肉和紅肉在主要營養素方面的比較：

營養素	白肉(如雞肉、魚)	紅肉(如牛肉、豬肉)	結果
蛋白質	約 25 克	約 26 克	平手
鐵質	約 0.9 毫克	約 2.6 毫克	紅肉勝
鋅	約 1.0 毫克	約 4.0 毫克	紅肉勝
飽和脂肪	約 3 克	約 9 克	白肉勝
膽固醇	約 70 毫克	約 90 毫克	白肉勝
卡路里	約 165 卡路里	約 250 卡路里	白肉勝

勝負評論　從上表可以看出，白肉和紅肉在營養素上各有優勢。紅肉在鐵質和鋅的含量上占有明顯優勢，這對於補充這些重要礦物質尤其重要，特別是對於運動員或需要增強免疫力的人。然而，紅肉的飽和脂肪和膽固醇含量相對較高，可能對心血管健康造成潛在風險。

相對而言，白肉則在飽和脂肪、膽固醇和卡路里方面更具優勢，適合希望減少脂肪攝入或控制體重的人群。尤其是雞肉和魚類，不僅能提供優質蛋白質，還能促進心血管健康。

因此，對於一般健康飲食而言，適量攝取白肉和紅肉是合理的，但需根據個人健康狀況做出適合的選擇。建議在飲食中平衡兩者，並考慮烹調方式以最大限度地保留其營養價值。

健康功效比較

紅肉的影響

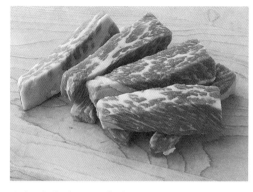

▲紅肉代表——牛肉。

- 紅肉含有較高的飽和脂肪和膽固醇，過量食用可能與心血管疾病、某些癌症（如結腸癌）、糖尿病和肥胖風險增加有關。雖然紅肉富含重要的營養素，但若攝取過多，反而可能對健康造成威脅。因此，專家建議將紅肉的攝取量限制在合理範圍內，避免過量。

白肉的影響

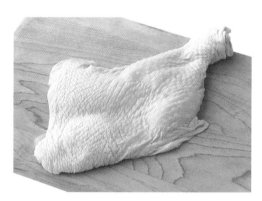

▲白肉代表——雞肉。

- 白肉相對於紅肉來說，含有較低的飽和脂肪和膽固醇，這使得它在心血管健康方面具有明顯的優勢。此外，白肉的熱量通常較低，有助於控制體重。因此，選擇白肉作為主要蛋白質來源，有助於降低心血管疾病和其他慢性病的風險。

食譜設計

在日常飲食中，我們可以通過合理搭配白肉和紅肉，來獲得更全面的營養。以下是幾道結合白肉和紅肉的食譜：

雞肉牛肉炒菜

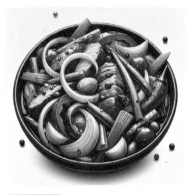

注意事項

* 牛肉不宜炒得過久，保持肉質鮮嫩。

材料

雞胸肉200克、牛里脊200克、洋蔥1顆（約150克）、紅椒1個（約100克）、青椒1個（約100克）、胡蘿蔔1根（約100克）、蒜3瓣、薑2片、醬油2湯匙、蠔油1湯匙、胡椒粉適量、食用油適量（約2湯匙）

做法

1. 雞胸肉和牛里脊切片，蔬菜切絲。
2. 熱鍋下油，加入蒜和薑爆香，先炒牛肉至變色，再加入雞肉和蔬菜，最後加調料翻炒均勻即可。

鱈魚豬肉丸湯

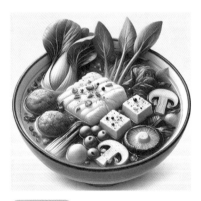

注意事項

* 肉丸可提前用水焯一下，去除多餘的油脂，讓湯更清爽。

材料

鱈魚300克、豬絞肉200克、豆腐1塊（約200克）、青菜（如小白菜）150克、香菇5朵薑片3片、鹽1茶匙、胡椒適量、香油1湯匙、水800毫升

做法

1. 豬絞肉加少許鹽和胡椒揉成肉丸。
2. 鱈魚切塊，與豆腐、青菜、香菇、薑片一起煮湯，加入肉丸煮熟，調味即可。

鴨胸牛肉沙拉

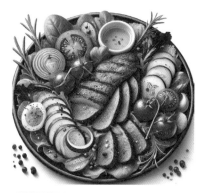

材料

鴨胸200克、牛排200克、混合沙拉菜100克、番茄1個(約150克)、黃瓜1條(約100克)、洋蔥1/2顆(約75克)、橄欖油2湯匙、檸檬汁1湯匙、鹽適量、黑胡椒適量

做法

1. 鴨胸和牛排煎至喜好熟度,切片。
2. 混合沙拉菜和切好的蔬菜放入碗中,加入鴨胸和牛排片,淋上橄欖油和檸檬汁,調味即可。

注意事項

* 鴨胸煎製時,可以用低火慢慢煎,以保持肉質鮮嫩。

總結:如何搭配,讓營養更全面

在飲食中,合理搭配白肉和紅肉能充分發揮它們的健康效益:

營養均衡:將白肉和紅肉搭配食用,可以攝取到不同的營養素,如蛋白質、鐵、鋅、維生素等。這種多樣化有助於獲取全面的營養。

健康選擇:建議以白肉為主,紅肉適量,這樣可以降低飽和脂肪和膽固醇的攝入量,有助於預防心血管疾病和其他慢性疾病。

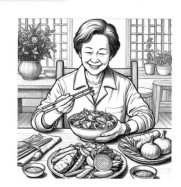

▲銀髮族合理搭配食用白肉和紅肉,能充分發揮它們的健康效益。

多樣性:不同肉類的烹飪方式和口感各不相同,可以根據個人口味和營養需求進行變化,增加飲食的多樣性和樂趣。

總的來說,多樣化的飲食是重要的,選擇各種不同類型的肉類,可以獲得全面的營養,並確保身體健康。定期檢視自己的飲食結構,做出相應的調整,讓我們的身體得到更好的照顧和保護。

雞蛋 vs. 豆腐

化合物：蛋白質 vs. 異黃酮

為什麼選擇雞蛋和豆腐相比？

雞蛋和豆腐的比較，既是從動物蛋白與植物蛋白的角度出發，也是考量它們在不同飲食文化中的重要性。雞蛋作為一種普遍存在於全球飲食中的食材，不僅營養豐富，且烹飪方式多樣，無論是早餐、正餐還是小吃，都能發揮出色的營養價值。豆腐則在亞洲飲食中特別受

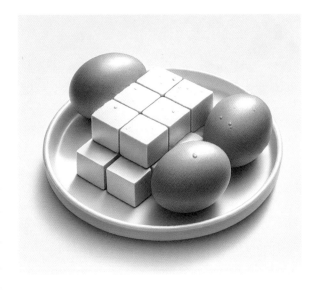

歡迎，作為素食者和健康飲食者的首選，它不僅提供豐富的植物性蛋白質，還富含鈣，能幫助維持骨骼健康。

比較這兩者的營養素和健康效益，讓我們更好地理解如何在飲食中靈活運用動植物蛋白來滿足不同人群的營養需求，尤其是在全球日益重視環保與可持續飲食的趨勢下，豆腐的植物來源和較低的碳足跡也使其在現代飲食中佔有重要地位。因此，選擇比較雞蛋和豆腐，不僅是對兩者營養優劣的探討，也能幫助我們找到更均衡和多元的飲食搭配。

雞蛋與豆腐的營養素比較

營養素	雞蛋(每100克)	豆腐(每100克)	勝負
蛋白質	13克	8克	雞蛋勝出
脂肪	11克	4.8克	雞蛋勝出
碳水化合物	1.1克	1.9克	豆腐勝出
維生素A	487 IU	98 IU	雞蛋勝出
維生素D	87 IU	0 IU	雞蛋勝出
鈣	50毫克	130毫克	豆腐勝出
鉀	138毫克	121毫克	雞蛋勝出

勝負評論　　雞蛋的蛋白質和維生素含量整體優勢明顯,特別是對於需要高能量和高營養需求的人群(如運動員或增肌者),雞蛋是理想選擇。它的豐富維生素A和D對維持視力和骨骼健康有著重要作用,這是豆腐所缺乏的。

然而,豆腐作為植物性蛋白質來源,脂肪含量較低且富含鈣,對於素食者或乳糖不耐受者來說是優良的選擇。豆腐含有更多的鈣,對骨骼健康有很大的幫助,也更加適合那些需要控制脂肪攝入或尋求低碳水化合物飲食的人。總體來看,雞蛋和豆腐各有所長,依據個人需求和飲食偏好,兩者皆可作為優秀的蛋白質來源。

健康功效比較

雞蛋

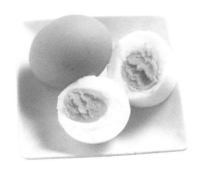

· 雞蛋是高品質的蛋白質來源，含有多種必需的維生素與礦物質，如維生素A、D，以及鉀和鈣。這些營養素對於維持健康的骨骼、牙齒和視力都有很大的幫助。雞蛋的高蛋白質含量對於增強肌肉質量、促進身體恢復也非常有效。此外，雞蛋中富含抗氧化劑，有助於減少體內氧化壓力。

豆腐

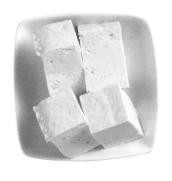

· 豆腐是素食者的重要蛋白質來源，並且富含鈣和其他礦物質，特別適合需要增加鈣攝入的人群，如素食者或乳糖不耐受者。豆腐含有較少的脂肪和碳水化合物，對於希望減少脂肪攝入或控制血糖的人來說，是一種理想的選擇。豆腐還具有降膽固醇的功效，對於保護心血管系統、減少心臟病風險具有積極作用。

食譜設計

番茄炒蛋

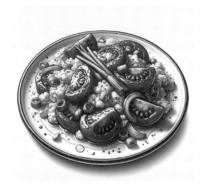

材料

番茄2個、雞蛋2顆、洋蔥1/4顆、大蒜2瓣、橄欖油1湯匙、鹽和胡椒適量、蔥花適量。

做法

1. 番茄切塊,雞蛋打散。
2. 熱鍋加入橄欖油,爆香洋蔥和大蒜,加入番茄炒至軟爛。
3. 倒入雞蛋液,快速翻炒至蛋液凝固,加鹽、胡椒調味,撒上蔥花即可。

注意事項

· 炒蛋時需快速翻炒,以避免雞蛋變老影響口感。番茄可選用熟透的,炒出的汁液更加豐富。

蒸蛋

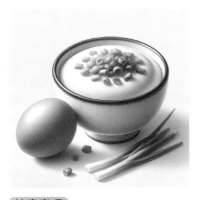

材料

雞蛋2顆、蔥花適量、醬油1茶匙、清水50毫升。

做法

1. 雞蛋打散,加入蔥花、醬油和清水攪勻。
2. 倒入碗中,放入蒸鍋中蒸8-10分鐘即可。

注意事項

· 清水的比例需要精確,水過多會使蒸蛋過於稀薄,過少則口感較硬。蒸蛋時火候應控制在中小火,避免蒸得過老。

蛋包飯

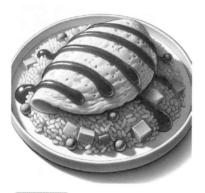

材料

雞蛋2顆、白飯200克、火腿30克、青豆50克、胡蘿蔔30克、洋蔥1/4顆、醬油1湯匙、鹽和胡椒適量。

做法

1. 將白飯炒熱，加入火腿、青豆、胡蘿蔔和洋蔥炒勻。
2. 將炒飯盛入碗中，打散雞蛋倒在上面，翻轉煎至蛋熟。

注意事項

· 煎蛋時需使用不粘鍋，且煎的過程中避免頻繁翻動，以確保蛋皮完整不破。

麻婆豆腐

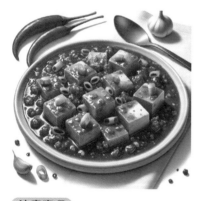

材料

豆腐1塊、豬肉碎50克、辣豆瓣醬1湯匙、蔥花適量、蒜末1茶匙、醬油1湯匙、糖1茶匙、鹽和胡椒適量、花椒粉1/4茶匙、水淀粉適量。

做法

1. 豆腐切塊，蔥花和蒜末備好。
2. 熱鍋加油，爆香蒜和蔥，加入豬肉碎炒至變色。
3. 加入辣豆瓣醬、醬油、糖、鹽、胡椒、花椒粉，加入水淀粉炒勻，再加入豆腐塊煮入味。

注意事項

· 豆腐需輕輕翻動，以避免在烹調過程中破裂。水淀粉的使用可讓湯汁更加濃稠，加入時需不斷攪拌。

清蒸豆腐

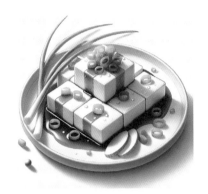

材料

豆腐1塊、蔥2根、薑片3片、醬油1湯匙、清水適量。

做法

1. 豆腐切塊，蔥薑備好，放入蒸碗中。
2. 醬油和清水調勻，淋在豆腐上，蒸10-15分鐘即可。

注意事項

· 豆腐選用嫩豆腐蒸出的口感較為滑嫩，且蒸製時水量適中，避免豆腐過於乾燥。

酸辣豆腐湯

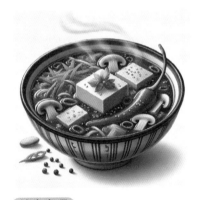

材料

豆腐1塊、木耳30克、胡蘿蔔1根、蔥花適量、薑末1茶匙、醋1湯匙、辣椒適量、醬油1湯匙、鹽和糖適量、麻油適量。

做法

1. 豆腐切塊，木耳泡軟切絲，胡蘿蔔切片，蔥花和薑末備好。
2. 爆香蔥和薑，加入木耳和胡蘿蔔炒至軟爛，再加入水煮沸，放入豆腐，調味。

注意事項

· 湯煮沸後再加入豆腐，可避免豆腐破裂。酸辣味道可以根據個人口味調整，醋的比例不宜過多，以免過酸影響風味。

總結：如何搭配，讓營養更全面

雞蛋和豆腐作為蛋白質的重要來源，搭配使用時不僅能豐富飲食的口感，還能從營養角度實現互補。比如，素食者可以以豆腐為主，攝取植物性蛋白質和鈣，而非素食者可以將雞蛋作為蛋白質來源，補充維生素A和D。這樣的搭配能在維持高品質蛋白質攝入的同時，滿足人體對多種營養素的需求。

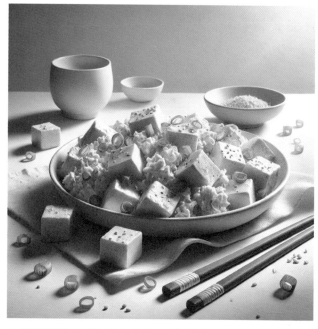

▲將雞蛋和豆腐結合在同一道菜中，充分發揮各自的營養優勢，成為全面的營養結構。

此外，將雞蛋和豆腐結合在同一道菜中，亦能充分發揮各自的營養優勢，形成更為全面的營養結構。這種靈活的食材搭配方式適合不同飲食習慣者，既滿足了對健康的需求，也豐富了餐桌上的多樣性。尤其在現代人對營養均衡日益重視的情況下，將雞蛋與豆腐結合運用，是實現營養與美味兼顧的絕佳選擇。

魚 vs. 牛肉

化合物：Ω-3脂肪酸 vs. 鐵

為什麼選擇魚和牛肉相比？

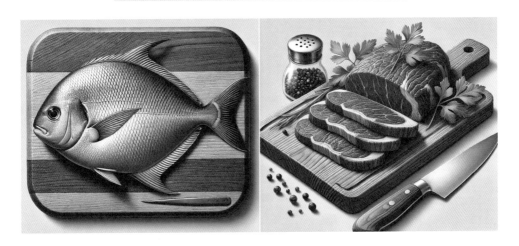

　　魚和牛肉常被拿來比較，因為它們都是日常飲食中重要的蛋白質來源。選擇魚或牛肉，取決於健康需求、營養目標和個人口味。魚富含 ω-3脂肪酸，這是一種對心血管系統有益的不飽和脂肪酸，能減少血液中的三酸甘油脂，降低發炎風險，同時促進大腦和視力發展。特別是對於有心血管問題或希望增強腦部功能的人，魚是一個絕佳的選擇。此外，魚比牛肉含有更多的維生素D，有助於骨骼健康。

　　另一方面，牛肉提供更高的蛋白質含量，且富含鐵質和B群維生素，特別適合需要增加肌肉質量或改善貧血狀況的人。牛肉中豐富的飽和脂肪，有助於提供能量，但過量攝取可能對心血管健康不利。因此，牛肉和魚的選擇通常需要考慮個人體質、健康需求和整體飲食結構，這也是為什麼許多營養師建議適度搭配這兩種食材，平衡攝取不同營養素。

魚與牛肉的營養素比較

營養素	魚（每100克）	牛肉（每100克）	勝負結果
蛋白質	20克	26克	牛肉勝
脂肪	7克（不飽和脂肪）	17克（飽和脂肪）	魚勝（富含ω-3脂肪酸）
碳水化合物	0克	0克	平局
維生素D	566 IU	1 IU	魚勝
鈣	12毫克	7毫克	魚勝
鉀	363毫克	318毫克	魚勝

勝負評論

蛋白質含量比較

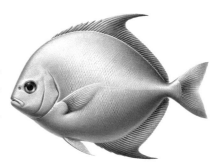

雖然牛肉的蛋白質含量高於魚，但魚肉的蛋白質容易消化且吸收率較高。對於腸胃較弱的人或需要低脂高蛋白飲食的人，魚肉是一個更好的選擇。而牛肉則適合需要補充大量蛋白質、增強體能的運動員或青少年。

▲魚肉的蛋白質容易消化且吸收率較高。

脂肪種類比較

魚類富含不飽和脂肪酸，尤其是ω-3脂肪酸，對心血管有保護作用，還能促進大腦功能。

牛肉則含有較高的飽和脂肪酸，過量攝取可能增加心血管疾病風險，但適量的飽和脂肪有助於激素合成和提供能量。

因此，對於需要降低膽固醇或血脂的人來說，魚肉無疑是優勢。然而，對於那些需要高能量攝入的人，如體力勞動者或運動員，牛肉的高脂肪含量能夠提供充足的熱量支持。

其他營養素比較

牛肉在維生素D的含量上遠低於魚，但鐵質含量更高，是貧血人群理想的食物來源。而魚含有的維生素D對於促進鈣的吸收有重要意義，特別適合維持骨骼健康的人群。因此，在整體營養素比較上，魚肉在某些微量元素上更佔優勢，但牛肉則提供了較好的肌肉增長支持。

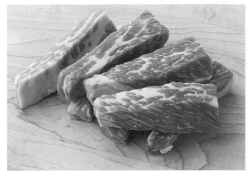

▲牛肉鐵質含量更高，是貧血人群理想的食物來源。

健康功效比較

魚和牛肉在健康功效上各具特色。魚富含 ω-3脂肪酸，能有效降低心臟病、中風和阿茲海默症的風險，還對視力和神經系統有保護作用。此外，魚中較低的脂肪含量和豐富的維生素D，使它成為控制體重、保持骨骼健康和增強免疫力的好選擇。對於老年人、兒童和需要減重的人來說，魚是優質蛋白質的理想來源。

牛肉則以高鐵質和豐富的B群維生素著稱，這些元素有助於紅血球的生成，能夠有效預防缺鐵性貧血。此外，牛肉中的蛋白質對於肌肉修復和增長十分重要，因此適合經常運動或需要快速恢復體力的人。儘管牛肉的飽和脂肪含量較高，但在適量攝取的前提下，牛肉能夠提供持久的能量來源。

食譜設計

蒸魚

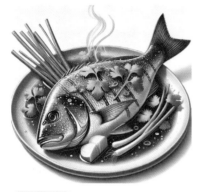

材料

魚1條(約500克)、薑10克、蔥2根、醬油2湯
匙、清水50毫升、香菜適量。

做法

1. 將魚洗淨,放入蒸盤中。
2. 薑切絲,蔥切段,撒在魚身上。
3. 混合醬油和清水,均勻淋在魚身上。
4. 用蒸鍋蒸約8-10分鐘,取出後撒上香菜即
   可。

煎魚

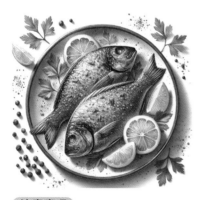

材料

魚500克、麵粉50克、鹽5克、胡椒適量、橄欖油
30毫升、檸檬半顆。

做法

1. 將魚洗淨抹乾,撒上鹽和胡椒。
2. 均勻塗抹一層麵粉。
3. 熱鍋加橄欖油,將魚放入鍋中煎至兩面金
   黃。
4. 起鍋後擠上檸檬汁即可。

紅燒牛肉

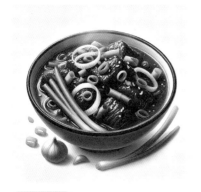

材料

牛肉500克、洋蔥1顆、蒜5瓣、生抽3湯匙、老抽1湯匙、糖1茶匙、料酒50毫升、辣椒適量、香油少許。

做法

1. 將牛肉切塊，洋蔥切片，蒜切片。
2. 熱鍋加油，爆香蒜，加入牛肉煎至變色。
3. 加入洋蔥翻炒，接著加入生抽、老抽、糖、料酒。
4. 燜煮30分鐘後加入辣椒和香油，調味即可。

注意事項

- 牛肉燉煮時間需控制，確保肉質軟嫩，不宜過熟。

總結：如何搭配，讓營養更全面

魚和牛肉作為兩大高蛋白質來源，它們的優勢在於不同的營養構成和健康功效。適量搭配兩者食用，能夠使營養更加均衡。魚富含不飽和脂肪酸，能促進心血管健康，而牛肉提供豐富的鐵質和蛋白質，有助於增強肌肉和提供能量。

因此，在日常飲食中，可以根據個人需求選擇合適的比例進行搭配，並結合富含纖維素和維生素的蔬菜，進一步提高整體飲食的營養價值。

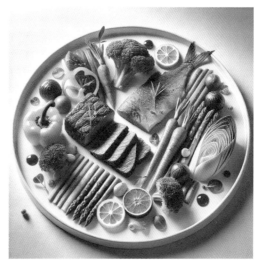

▲牛肉、魚肉結合大量蔬菜的料理，進一步提高整體飲食的營養價值。

鮭魚 vs. 鯖魚

化合物:Ω-3脂肪酸 vs. 蛋白質

為什麼選擇鮭魚和鯖魚相比?

選擇鮭魚和鯖魚的理由不僅在於它們富含Ω-3脂肪酸,還在於它們的獨特風味和多樣的烹調方式。鮭魚通常被認為口感較為濕潤,鮭魚的肉質豐滿且油脂

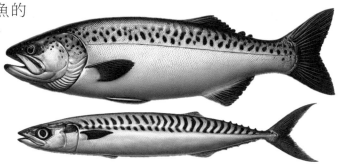

▲將鮭魚(上)和鯖魚(下)交替食用,享受到不同的營養和風味。

較多,烹調後口感鮮嫩,適合烤、煮或蒸等多種料理方式,並能搭配各種調味品,增強風味。

相對而言,而鯖魚則有較豐富的DHA含量,味道濃郁,是一種營養豐富且具有獨特風味的魚類。鯖魚的肉質較為緊實且有濃郁的魚味,適合燒、煎或製作成魚湯,能帶來更強烈的海鮮風味。

此外,兩者的營養成分雖然相近,但在微量元素的含量上有所不同,這使得它們可以在健康飲食中形成互補。對於追求健康飲食的人來說,將鮭魚和鯖魚交替食用,可以享受到不同的營養和風味,讓膳食更具多樣性和豐富性。

鮭魚與鯖魚的營養素比較

營養素	鮭魚（每100克）	鯖魚（每100克）	勝負
蛋白質	20克	21克	鯖魚勝
DHA	1.0-1.6克	1.0-1.5克	鮭魚勝
EPA	0.5克	0.7克	鯖魚勝
鈣	15毫克	10毫克	鮭魚勝
鎂	29毫克	35毫克	鯖魚勝
硒	36微克	38微克	鯖魚勝
維生素D	600國際單位	500國際單位	鮭魚勝

勝負評論　從以上比較可以看出，鮭魚與鯖魚在營養成分上各具特色。鮭魚在維生素D和鈣的含量上佔優勢，對於增強骨骼健康和促進免疫系統有顯著幫助。此外，鮭魚的DHA含量更高，對心血管健康和大腦功能的保護作用也更為突出。

▲鮭魚在維生素D和鈣的含量上佔優勢，DHA含量更高。

　　然而，鯖魚則在蛋白質、EPA、鎂和硒方面表現更佳，特別是EPA，對心臟健康的影響同樣不容忽視。鯖魚的鎂含量高，對於維持肌肉功能和神經系統健康有重要作用。

▶鯖魚在蛋白質、EPA、鎂和硒方面表現更佳。

　　總體而言，鮭魚和鯖魚都是優質的海鮮選擇，各自提供豐富的健康益處。在膳食中適當交替食用這兩種魚類，可以最大限度地獲得它們所提供的營養素，達到均衡飲食的目的。無論是鮭魚還是鯖魚，都是理想的蛋白質來源，有助於促進身體健康。

健康功效比較

鮭魚的健康功效

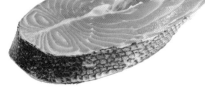

- **心血管健康**：DHA和EPA能夠降低甘油三酯水平，減少炎症，降低心臟病風險。
- **大腦功能**：DHA支持大腦發育和認知功能，對兒童和老年人尤其有益。
- **骨骼健康**：維生素D促進鈣的吸收，有助於預防骨質疏鬆。
- **抗氧化**：硒和維生素B群有助於保護細胞免受自由基損傷。

鯖魚的健康功效

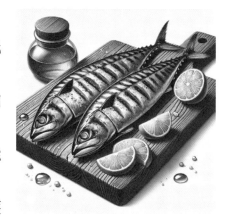

- **心血管健康**：DHA和EPA能夠降低心血管疾病的風險。
- **大腦功能**：支持大腦健康和認知功能，促進精神集中。
- **代謝支持**：維生素B群能夠促進能量代謝及神經系統健康。
- **抗氧化**：硒和鎂有助於細胞保護和肌肉功能。

食譜設計

烤鮭魚配檸檬蔬菜

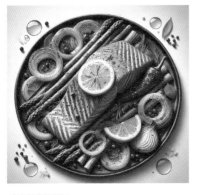

材料

鮭魚柳200克、橄欖油2湯匙、檸檬1個（擠汁）、洋蔥1個（切片）、紅椒1個（切片）、蘆筍100克（修剪）、鹽和胡椒適量

做法

1. 將鮭魚刷上橄欖油，擠上檸檬汁，並用鹽和胡椒調味。
2. 將洋蔥、紅椒和蘆筍放在旁邊，與鮭魚一起放入烤箱。
3. 在中高溫下烤約15-20分鐘，直到鮭魚熟透。

注意事項

· 烹飪時避免過高的溫度，以免破壞Ω-3脂肪酸。

蒸鯖魚配生薑蔥

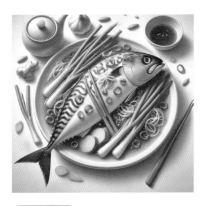

材料

鯖魚200克、生薑1小塊（切片）、蔥2根（切絲）、醬油2湯匙、米酒1湯匙、糖1茶匙、水：適量

做法

1. 在鯖魚上均勻撒上切碎的生薑和蔥絲。
2. 混合醬油、米酒、糖和水，將混合液倒入蒸鍋中。
3. 蒸鯖魚約10-15分鐘，或直到魚肉完全熟透。

注意事項

· 蒸煮時間可根據魚的厚度調整，以確保熟透。

總結：如何搭配，讓營養更全面

在搭配鮭魚和鯖魚時，可以考慮各種食材的互補性，以達到更全面的營養攝取。首先，這兩種魚類都富含 Ω-3脂肪酸，對心血管健康和大腦功能極為重要。

鮭魚的口感較為濕潤，適合多種烹飪方式，而鯖魚則以其濃郁的風味和較高的DHA含量著稱。通過烹飪方式如烤、蒸或煮，可以保持魚肉的營養價值，並搭配各種健康食材增加營養攝入。

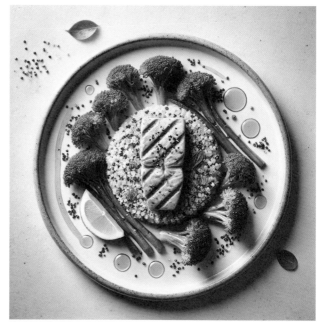

▲鮭魚、青花菜、藜麥、檸檬和健康的橄欖油，最大限度地發揮鮭魚的營養優勢。

還可以搭配富含纖維的綠色蔬菜，如菠菜或青花菜，來提升維生素和礦物質的攝取，增強抗氧化能力。此外，搭配富含健康碳水化合物的食材，如藜麥或全穀類，能提供持久的能量，並有助於維持血糖穩定。在調味方面，使用檸檬、香草和健康的油脂（如橄欖油）不僅增添風味，還能增加抗氧化劑的攝取。通過多樣化的搭配，能夠最大限度地發揮鮭魚和鯖魚的營養優勢，為身體提供更全面的營養支持。

這樣的搭配不僅能增強菜品的風味，還能提供人體所需的多樣營養，讓飲食更均衡，健康更全面。建議在日常飲食中加入這兩種魚類，以最大化地利用它們的營養優勢。

鱸魚 vs. 虱目魚

化合物：蛋白質 vs. Ω-3脂肪酸

為什麼選擇鱸魚與虱目魚相比？

鱸魚（Sea Bass）與虱目魚（Milkfish）都是亞洲地區常見且廣受歡迎的食用魚。它們的營養豐富、價格實惠，且烹飪方式多樣，因此成為人們餐桌上的首選魚類。

這兩種魚最大的共同特點是它們都富含高質量的蛋白質和ω-3脂肪酸。這些營養成分對維持心血管健康、促進肌肉修復、大腦功能及提高免疫系統至關重要。然而，選擇鱸魚或虱目魚取決於具體的營養需求和健康目標。比如，鱸魚相對於虱目魚在鉀和鎂的含量上更具優勢，有助於維持心臟和肌肉功能；而虱目魚富含鈣和磷，更適合需要支持骨骼健康的人群。

這兩種魚的營養價值極為接近，卻各自有其獨特的健康益處，因此針對個體的營養需求，將鱸魚與虱目魚進行對比分析能夠幫助人們做出更合理的選擇，為日常膳食增添多樣性。

鮭魚與鯖魚的營養素比較

營養素	鱸魚 (每100克)	虱目魚 (每100克)	勝負
蛋白質	18-20 克	17-19 克	鱸魚稍勝
Ω-3 脂肪酸	富含	富含	平局
維生素B群	B6、B12	煙酸、B12	平局
鉀	高 (約350-400 毫克)	低 (約200-250 毫克)	鱸魚勝
鎂	高 (約30-35 毫克)	中等 (約20-25 毫克)	鱸魚勝
鈣	低 (約10-15 毫克)	高 (約40-50 毫克)	虱目魚勝
磷	低 (約150-200 毫克)	高 (約250-300 毫克)	虱目魚勝

從表中可以看出，鱸魚在蛋白質、鉀、和鎂的含量上稍占優勢，這些營養素對於維持肌肉、神經功能和心臟健康都非常重要。特別是鉀的高含量，對於控制血壓有一定的幫助。此外，鱸魚的Ω-3脂肪酸含量豐富，有助於心血管健康。

相較之下，虱目魚則在鈣和磷的含量上勝出，特別是鈣含量較高，對於骨骼健康有益，適合需要補充

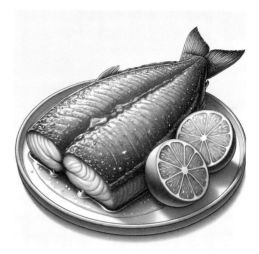

▲常吃虱目魚，如煎虱目魚可以多攝取鈣和磷。

鈣質的人群。虱目魚也是良好的磷來源，有助於細胞功能和能量代謝。

因此，根據個人營養需求，這兩種魚各有優勢。鱸魚適合那些希望增強心血管健康和補充鉀的人，而虱目魚則是提高骨骼健康和補充磷的理想選擇。

健康功效比較

鱸魚的健康益處

- **優質蛋白質**：每100克鱸魚含有18-20克蛋白質，有助於肌肉修復和生長，增強免疫功能。
- **Ω-3脂肪酸**：支持心血管健康，降低炎症，有助於促進大腦功能，尤其對記憶力和認知有益。
- **維生素B群**：有助於能量代謝，維持神經系統健康。
- **鉀和鎂**：有助於維持心臟功能，減少肌肉痙攣，促進血壓穩定。

虱目魚的健康益處

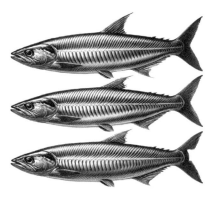

- **優質蛋白質**：每100克虱目魚含有17-19克蛋白質，有助於肌肉修復和免疫系統的支持。
- **Ω-3脂肪酸**：與鱸魚類似，支持心血管健康，保護大腦功能，減少炎症反應。
- **維生素B群**：支持代謝功能，特別是煙酸和維生素B12，有助於能量代謝和神經系統的平衡。
- **鈣和磷**：支持骨骼和牙齒的健康，特別適合需要額外骨骼支持的人群，如兒童和老年人。

食譜設計

烤鱸魚配檸檬香草

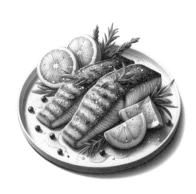

(材 料)
鱸魚塊1份、橄欖油1湯匙、檸檬1顆、新鮮香草(迷迭香、百里香)適量、鹽和胡椒適量

(做 法)
1. 將鱸魚塊放在烤盤上，刷上橄欖油，撒上鹽和胡椒調味。
2. 將魚柳放入預熱至180°C的烤箱中，烤10-15分鐘，或直到魚肉熟透。
3. 烤好後，擠上檸檬汁，撒上切碎的香草即可。

虱目魚湯

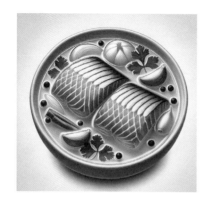

材料

虱目魚塊 200克、薑片 10克、蒜頭 2瓣、洋蔥 1顆、胡椒粒適量、香菜適量、醬油2湯匙、米酒 1湯匙、水 500毫升

做法

1. 在大鍋中加入500毫升水，煮沸。
2. 放入虱目魚塊、薑片、蒜頭、洋蔥和胡椒粒，轉中火煮15-20分鐘。
3. 加入醬油和米酒，調整味道。
4. 最後撒上香菜，即可享用清爽且富含營養的虱目魚湯。

總結：如何搭配，讓營養更全面

鱸魚和虱目魚在營養上各有所長，但它們都是對身體健康非常有益的食材。通過合理搭配這兩種魚的食用，能夠在日常膳食中獲得更全面的營養支持。鱸魚富含蛋白質和鎂，有助於肌肉修復、增強免疫系統，並且能夠改善心臟健康。而虱目魚則以高含量的鈣和磷見長，特別適合支持骨骼和牙齒健康。在烹飪方式的選擇上，蒸、煮、烤等低油脂的烹飪方式

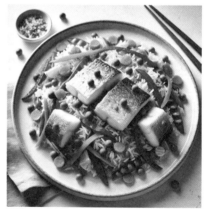

▲鱸魚加虱目魚炒飯，兩者同時食用，可滿足肌肉修復、骨骼健康及心血管保護等多方面的需求。

能夠更好地保持魚類的營養價值，同時減少不健康脂肪的攝入。

兩者的合理搭配使用，既可以讓人攝取到豐富的 ω-3脂肪酸，又能達到均衡膳食的效果。建議在飲食中交替或同時食用鱸魚和虱目魚，以滿足肌肉修復、骨骼健康及心血管保護等多方面的需求。

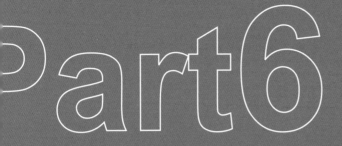

碳水化合物與
纖維平衡

本篇介紹了碳水化合物和纖維的平衡,並重點討論了糙米、胚芽米和精緻米在營養上的差異,同時還提供了對不同人群的飲食建議。

糙米富含膳食纖維和維生素E,對抗氧化和消化系統健康有顯著益處,適合慢性病患者或需要控制體重的人;胚芽米提供了一個營養和口感的平衡,對於想要更柔軟口感但仍需營養的人來說是理想選擇;精緻米則適合需要快速補充能量的人群,但其營養價值相對較低。

此外,文中還介紹了不同類型的抗性澱粉(Type 1-4),包括未經加工的穀物、未熟食物、冷卻後的食物及加工過的抗性澱粉,並詳細說明了這些抗性澱粉對健康的影響。它們有助於促進腸道健康、穩定血糖、減少體內炎症,並有助於體重控制。
文末還提供了多種食譜設計,從糙米蔬菜燴飯到全麥麵條的搭配建議,為日常飲食提供更多健康選擇

糙米 vs. 胚芽米 vs. 精緻米

化合物：膳食纖維 vs. 維生素B vs. 碳水化合物

為什麼選擇糙米、胚芽米與精緻米相比？

　　糙米、胚芽米和精緻米是三種日常常見的米類，它們各自在營養成分、口感和健康效益上存在明顯差異，因此在不同人群的飲食需求中發揮不同的作用。選擇這三種米進行比較的原因主要是基於它們在維他命E、膳食纖維及其他營養素含量上的顯著差異。

　　糙米保留了整顆稻米的米糠層，含有豐富的膳食纖維和維他命E，對於抗氧化、消化系統健康及穩定血糖有顯著益處。胚芽米則在保留胚乳和胚芽的情況下，營養成分居中，適合希望在口感和營養間取得平衡的人群。精緻米經過加工，去除了大部分米糠和胚芽，導致維他命E和膳食纖維含量較低，但它因為口感柔軟、易於消化，成為許多家庭的常見選擇。

　　這三種米的比較幫助人們根據自身健康需求，作出更符合自身的飲食選擇。

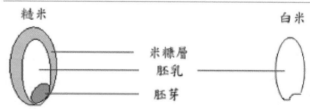

▲糙米連整顆稻米的米糠層也保留了，胚芽米則保留胚乳和胚芽，精緻米去除了大部分米糠和胚芽。

營養素的比較

以下是糙米、胚芽米和精緻米的詳細維生素B群數值比較：

營養素	糙米 (每100克)	胚芽米 (每100克)	精緻米 (每100克)	勝負
維他命E	1.2 毫克	0.7 毫克	0.2 毫克	糙米勝
膳食纖維	3.5 克	2.1 克	0.5 克	糙米勝
鎂	143 毫克	90 毫克	25 毫克	糙米勝
碳水化合物	76 克	74 克	79 克	精緻米勝
維生素B1	0.4 毫克	0.2 毫克	0.07 毫克	糙米勝
維生素B2	0.04 毫克	0.03 毫克	0.01 毫克	糙米勝
維生素B3	5.1 毫克	4.2 毫克	1.6 毫克	糙米勝
維生素B6	0.5 毫克	0.35 毫克	0.1 毫克	糙米勝
維生素B9 (葉酸)	20 微克	15 微克	5 微克	糙米勝
鐵	1.5 毫克	2.0 毫克	0.2 毫克	胚芽米勝

勝負評論

從表中可以看出，糙米在多種維生素B群的含量上都優於胚芽米和精緻米，特別是在維生素B1、B3和B6方面。這些維生素對於能量代謝、神經系統功能、以及紅血球生成至關重要。對於需要增強能量代謝的人來說，糙米是一個更好的選擇。

胚芽米的維生素B群含量介於糙米和精緻米之間，但其鐵含量較高，對於需要補鐵的人群來說，胚芽米是一個不錯的選擇。精緻米則因為加工過程中流失了大量的維生素和礦物質，營養價值相對較低，但其碳水化合物含量高，適合快速補充能量。

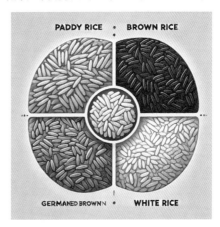

▲從稻穀 (右上)，到糙米 (左下) 和胚芽米 (左上)，再到精緻米 (右下)，後三種米食在不同人群的飲食需求中了發揮不同的作用。

健康功效比較

糙米

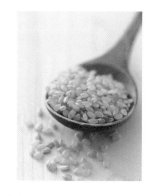

- **抗氧化功效**：糙米富含維他命E，是強大的抗氧化劑，有助於保護細胞免受自由基的損害，減少炎症並提升皮膚健康。
- **消化系統健康**：高膳食纖維能促進腸道蠕動，預防便秘，並降低壞膽固醇水平，同時穩定血糖。
- **礦物質豐富**：糙米中還含有鎂和硒，有助於神經功能、骨骼健康及免疫系統的正常運作。

胚芽米

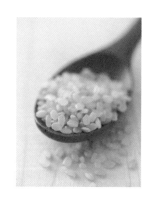

- **免疫系統支持**：胚芽米含有維生素B群和礦物質，如鐵和鋅，這些元素有助於提升能量代謝和增強免疫系統功能。
- **適度的纖維與維他命E**：雖然含量不如糙米高，但胚芽米仍然具有相對較好的纖維和抗氧化功效，對於一般人群來說是一個兼具營養與口感的選擇。

精緻米

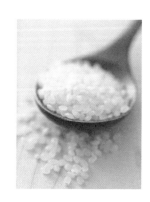

- **快速能量補充**：精緻米的碳水化合物含量高，適合需要快速補充能量的人群，如運動員或體力勞動者。
- **易消化**：因為加工去除了大部分纖維，精緻米更容易消化，適合消化系統較為敏感的人群或需要清淡飲食的情況。

食譜設計

糙米蔬菜燴飯

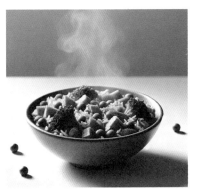

材料

糙米1杯、胡蘿蔔1根（切丁）、花椰菜100克（小朵）、青豆50克、紅甜椒半顆（切丁）、醬油1茶匙、鹽適量

做法

1. 將糙米以2杯水煮熟，備用。
2. 將胡蘿蔔、花椰菜、青豆和紅甜椒切丁後，以中火炒熟，約5分鐘。
3. 將煮好的糙米加入鍋中，翻炒均勻，再加入醬油和鹽調味，繼續翻炒2-3分鐘即可。

注意事項

· 糙米需要較長時間煮熟，建議提前浸泡30分鐘，以縮短煮飯時間。

胚芽米沙拉

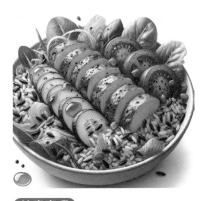

材料

胚芽米1 杯、生菜2-3 片（切絲）、番茄1 顆（切片）、小黃瓜1條（切片）、雞胸肉150 克（煎熟後切片）、橄欖油1 湯匙、檸檬汁1 茶匙

做法

1. 將胚芽米以1.5杯水煮熟，備用。
2. 將生菜切絲、番茄切片、小黃瓜切片，雞胸肉用橄欖油煎熟後切片。
3. 將胚芽米與生菜、番茄和雞胸肉拌在一起，淋上橄欖油和檸檬汁調味即可。

注意事項

· 煮胚芽米時，注意不要加太多水，避免米粒過爛影響口感。

精緻米雞肉粥

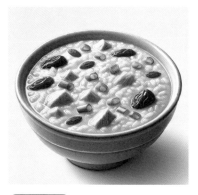

材料

精緻米1杯、雞胸肉150克（切小塊）、紅棗4顆、枸杞10克、蔥段2根

做法

1. 將精緻米和雞肉加4杯水煮沸後轉小火，熬煮約30分鐘至成粥。
2. 加入紅棗和枸杞，繼續煮10-15分鐘，直至粥變稠。
3. 出鍋前加入蔥段調味，稍作攪拌即可。

注意事項

· 使用精緻米時粥容易煮稠，因此水量需控制好，視個人口感可適量增加水量。

總結：如何搭配，讓營養更全面

　　糙米、胚芽米和精緻米在營養上的差異使它們各自適合不同的健康需求和飲食場景。通過靈活搭配這三者，可以最大限度地利用它們的優勢，達到營養均衡的效果。

　　糙米因富含維他命E和膳食纖維，適合需要抗氧化、消化健康和血糖穩定的人群，尤其適合慢性病患者或需要控制體重的人。

　　胚芽米在營養成分上居中，既保留了部分纖維和維他命E，又兼顧了口感的柔軟性，適合那些既追求營養，又不想完全放棄白米口感的人。

　　精緻米口感柔和，易於消化，特別適合那些需要快速能量補充或消化系統敏感的人。

　　將這三種米類交替或混合食用，可以在不同的情況下滿足身體對各種營養素的需求，實現全面的飲食平衡。例如，在平日的主食中加入糙米以提升纖維攝入，在運動後食用精緻米雞肉粥來快速恢復能量，這樣的組合能幫助我們既享受美味，又保持健康。

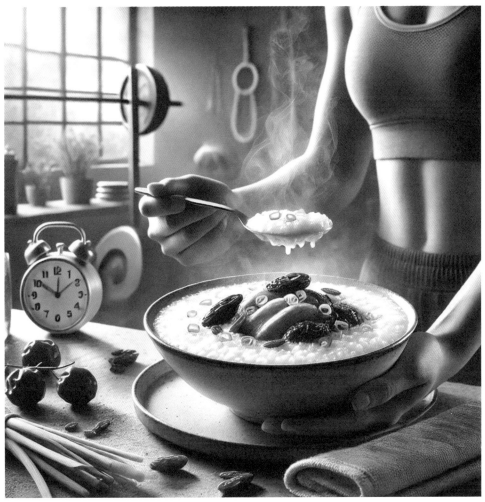

▲運動後食用精緻米雞肉粥，可以快速恢復能量。

糙米飯 vs. 全麥麵條

化合物：碳水化合物 vs. 膳食纖維

為什麼選擇糙米飯和全麥麵條相比？

米飯和麵條是亞洲飲食中的兩大主食選擇，雖然它們的營養成分較為相似，但在口感、烹調方法以及某些營養素上具有差異。選擇米飯或麵條的關鍵在於個人需求，比如：是否追求高纖維、易消化的食物，或是是否想享受更多樣化的口感搭配。

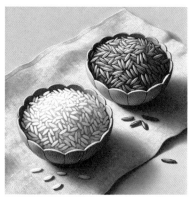

米飯：主要以碳水化合物為主，適合需要提供快速、穩定能量的人群。糙米、胚芽米富含膳食纖維和維生素E，有助於消化健康。

麵條：除了碳水化合物，麵條中含有更多的蛋白質，特別是全麥或雞蛋麵，提供更高的纖維和營養成分。

米飯和麵條作為亞洲文化中的兩大主食，不僅有著悠久的歷史，還因其獨特的口感和營養價值被廣泛喜愛。

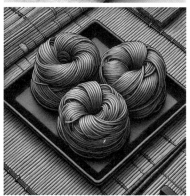

▲米飯和麵條作為兩大主食，因其獨特的口感和營養價值被廣泛喜愛。

首先，米飯的口感綿軟、易於消化，非常適合各年齡段的人群，尤其是老人和小孩，或消化系統較弱的人群。此外，糙米和胚芽米提供了更高的纖維和維生素含量，有助於調節腸道健康。另一方面，麵條的多樣性和便捷性使其成為許多家庭的日常選擇，無論是熱湯麵還

是涼拌麵，都能輕鬆變化。

全麥麵條提供了豐富的膳食纖維，特別是與各種蔬菜、蛋白質搭配時，麵條可以更靈活地融入不同的烹飪風格。由於麵條的種類多樣，例如雞蛋麵、蕎麥麵、全麥麵等，其蛋白質含量往往高於米飯，這使得麵條成為一個營養密度較高的選擇，尤其適合需要補充蛋白質的運動員或健身人群。

糙米飯與全麥麵條的營養素比較

以下是「米飯與麵條的營養素比較（勝負）」表格，包含數字和計量單位：

類型	米飯（糙米，100克）	麵條（全麥麵，100克）	勝負
熱量	110-120 kcal	130-140 kcal	麵條勝
碳水化合物	23.5-25 克	25-27 克	麵條勝
蛋白質	2.5-3.0 克	4.5-6.0 克	麵條勝
膳食纖維	1.6-1.8 克	5.0-6.0 克	麵條勝
維生素B1	0.14 毫克	0.17 毫克	麵條勝
維生素B2	0.02 毫克	0.03 毫克	麵條勝
維生素E	0.7 毫克	0.1 毫克	米飯勝
鐵	0.8 毫克	1.2 毫克	麵條勝
鋅	0.9 毫克	1.3 毫克	麵條勝

勝負評論　　根據營養素的數據，麵條在熱量、蛋白質、膳食纖維、維生素B群和礦物質（如鐵和鋅）方面更具優勢，特別是全麥麵條，其更高的膳食纖維含量有助於促進消化和控制血糖。此外，麵條中的蛋白質含量幾乎是米飯的兩倍，這使得它對於蛋白質需求較高的人群來說更有利。

然而，米飯，特別是糙米和胚芽米，在維生素E方面占據明顯優勢。維生素E是一種重要的抗氧化劑，有助於保護細胞免受自由基損害，對於肌膚健康和免疫系統有積極影響。

健康功效比較

糖米飯

- **能量供應:**穩定的碳水化合物來源,提供長時間的能量支持。
- **維生素E:**作為強力的抗氧化劑,能保護細胞免受自由基損害。
- **膳食纖維:**有助於腸道健康,降低壞膽固醇,並穩定血糖。

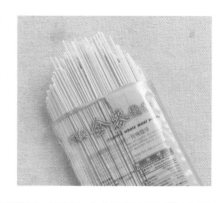

全麥麵條

- **能量供應:**同樣是碳水化合物的來源,提供持續的能量供應。
- **蛋白質:**蛋白質含量較高,有助於肌肉修復和維持。
- **維生素B群:**有助於神經系統健康和能量代謝,對疲勞恢復特別有益。

　　兩者都能提供穩定的能量,並且能搭配不同的食材達到均衡的營養,但米飯的抗氧化和麵條的蛋白質含量是它們各自的優勢所在。

食譜設計

極簡糙米炒飯

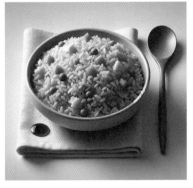

注意事項

- 使用冷卻的糙米飯可以避免米飯過於黏稠，炒飯時更易分開且口感更好。此外，適量控制油量以保持低脂健康。

材料

糙米飯 1碗（約200克）、雞蛋 1顆、胡蘿蔔丁50克、青豆 50克、少量醬油、油適量

做法

1. 先將泡過30～60分鐘的糙米，煮熟後冷卻。
2. 鍋中加少量油，將雞蛋打散煎熟後取出。
3. 再加入胡蘿蔔丁與青豆翻炒，約1～2分鐘。
4. 加入糙米飯與炒好的蛋，翻炒均勻。
5. 最後加入少許醬油調味，繼續翻炒至均勻。

涼拌全麥麵

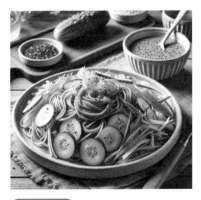

注意事項

- 過冷水的步驟能讓麵條保持彈性和清爽的口感，特別適合炎熱的天氣。

材料

全麥麵條200克、黃瓜絲50克、紅蘿蔔絲50克
醬汁：芝麻醬2湯匙、醋1湯匙、醬油1湯匙、蒜末少許

做法

1. 將全麥麵條煮熟，瀝乾後過冷水降溫。
2. 將黃瓜絲、紅蘿蔔絲與麵條混合。
3. 調製醬汁：將芝麻醬、醋、醬油和蒜末混合攪拌均勻。
4. 淋上醬汁，輕輕拌勻即可食用。

總結：如何搭配，讓營養更全面

米飯與麵條都各自具備豐富的營養成分，兩者搭配使用可以達到更全面的健康效果。以下是一些搭配建議：

米飯與麵條交替使用：在不同的餐食中交替選擇糙米飯與全麥麵條，以確保膳食纖維、維生素B群及維生素E的均衡攝取。

搭配蔬菜與蛋白質：無論是糙米飯還是全麥麵條，均應搭配富含纖維和

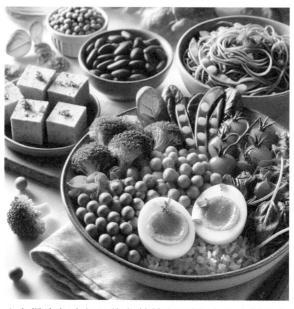

▲在糙米飯中加入綠色蔬菜和豆類，在全麥麵條中加入雞蛋、豆腐或瘦肉，均衡營養。

抗氧化劑的蔬菜以及適量的優質蛋白質，如豆腐、魚類或雞肉，來達到更全面的營養均衡。

將這兩者交替使用不僅能讓食材更具多樣性，還能幫助優化整體營養攝取。理想的搭配策略是搭配大量蔬菜和蛋白質來源，例如：在糙米飯中加入綠色蔬菜和豆類，在全麥麵條中加入雞蛋、豆腐或瘦肉。這樣的飲食習慣能保證身體獲取足夠的纖維、抗氧化劑和優質蛋白質，同時避免單一主食帶來的營養不均衡問題。

抗性澱粉 vs. 抗性澱粉

化合物：抗性澱粉 vs. 膳食纖維

為什麼選擇各類型抗性澱粉相比

抗性澱粉（Resistant Starch，簡稱RS）是一類不容易被消化吸收的澱粉，它在小腸中未被分解，會進入大腸並像膳食纖維一樣發揮作用。抗性澱粉的主要功能是促進腸道健康，增強飽腹感，並有助於血糖控制。根據來源和特性，抗性澱粉可以分為四種類型，選擇不同類型的抗性澱粉取決於每個人的健康需求和飲食習慣：

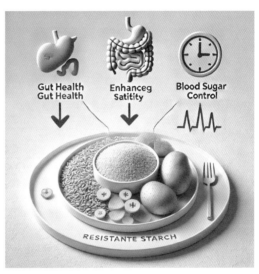

▲抗性澱粉的主要功能是促進腸道健康，增強飽腹感，並有助於血糖控制。

Type 1抗性澱粉

來自於天然的穀物和種子，未經加工的特性使其成為膳食纖維和營養素的重要來源，適合需要增加膳食纖維、促進腸道健康的群體。

Type 2抗性澱粉

通常存在於未熟的澱粉食物中，這類食物中的抗性澱粉對血糖控制有顯著幫助，特別是對於糖尿病患者或需要穩定血糖的人群。

Type 3抗性澱粉

在煮熟後再冷卻的食物中含量較高，如冷卻的米飯和馬鈴薯，這種澱粉能提高飽腹感，同時保持血糖穩定，是健康飲食中的理想選擇。

Type 4抗性澱粉

則通過加工製成，適合那些需要經過調整或增強營養成分的食物，比如某些加工食品中加入的纖維強化成分。這類澱粉常用於增強食品的營養價值，特別是在加工過程中能夠保持其抗性特性。

因此，根據個人健康目標選擇合適的抗性澱粉類型，有助於實現更好的飲食平衡。同時由於Type 4抗性澱粉屬於需要工業製作與加工的部分，本文只介紹相關內容，食譜部分就會從缺。

抗性澱粉的營養比較與健康益處

膳食纖維和營養素比較

Type 1抗性澱粉（穀物、種子）：

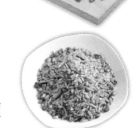

- 膳食纖維含量：高，有助於促進腸道健康，防止便秘並穩定血糖。
- 營養素含量：豐富的維生素B群、礦物質（如鐵、鎂、鋅、硒），含有抗氧化物質。
- 健康益處：維持腸道健康，促進消化，預防心臟病、糖尿病和癌症等慢性疾病。

▲五穀米（下）和種子（上）。

Type 2抗性澱粉
（未熟食物，如沒有斑點的香蕉）：

- 膳食纖維含量：中等，對血糖穩定和腸道健康有益。
- 營養素含量：提供鎂、鉀和少量維生素C。
- 健康益處：幫助降低血糖，改善消化系統，對能量供應有積極作用。

Type 3抗性澱粉（煮熟後冷卻的食物，如米飯和馬鈴薯）：

- 膳食纖維含量：中等，有助於腸道健康和血糖控制。
- 營養素含量：提供鎂、鉀和少量維生素C，類Type 2。

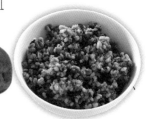

- 健康益處：血糖穩定、腸道保護，改善消化健康。

Type 4抗性澱粉（經過特殊加工，如化學處理）：

- 膳食纖維含量：可從中等到高，視加工過程而定。
- 營養素含量：取決於原材料及加工方式，可能提供基本的維生素和礦物質。
- 健康益處：促進腸道健康、提供能量，增強食物的營養價值。

健康影響

- **Type 1抗性澱粉** 提供較高的膳食纖維和營養素，尤其是對於腸道健康和全身營養有顯著的積極作用。
- **Type 2和Type 3抗性澱粉** 對於穩定血糖有良好效果，適合糖尿病患者和需要控制血糖的人群。
- **Type 4抗性澱粉** 的膳食纖維含量取決於加工方法，可以根據需求調整，適合增強營養價值的食

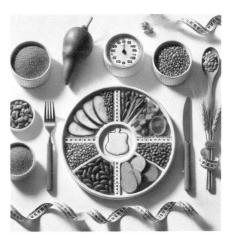

▲抗性澱粉還能促進飽足感，幫助減少熱量攝取，有助於控制體重。

品製備。

抗性澱粉對健康有多方面的積極影響。首先，它能促進腸道健康，因為抗性澱粉不易被小腸吸收，會進入大腸，成為益生菌的食物，從而促進腸道中健康菌群的增長，減少腸道炎症和改善消化功能。

此外，抗性澱粉有助於控制血糖水平，特別是Type 2和Type 3抗性澱粉，它們的慢速消化特性可防止血糖快速上升，適合糖尿病患者及需要穩定血糖的人群。抗性澱粉還能促進飽足感，幫助減少熱量攝取，有助於控制體重。長期攝入含抗性澱粉的食物，還可能降低罹患心臟病、2型糖尿病和某些癌症的風險。

綜合來看，抗性澱粉不僅在腸道健康、血糖穩定和體重控制方面發揮重要作用，還對整體健康有廣泛的保護作用。

食譜設計

Type 1抗性澱粉　全穀米沙拉配菠菜和堅果

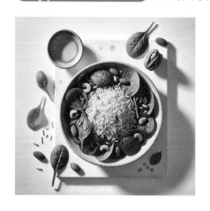

材料

全穀米（100克），菠菜（50克），堅果（20克），橄欖油（10毫升），檸檬汁（適量）。

做法

1. 將煮熟的全穀米與新鮮菠菜和堅果混合，加入橄欖油和檸檬汁調味。

注意事項

• 堅果用量適中，避免過量攝取脂肪。

Type 2抗性澱粉 香蕉沙拉

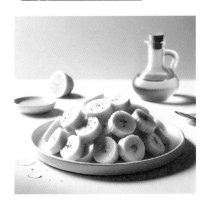

材料

沒有斑點的香蕉(100克),橄欖油(10毫升),檸檬汁(適量)

做法

1. 將香蕉剝皮後切片,拌入橄欖油和檸檬汁,製成沙拉。

注意事項

. 沒有斑點的香蕉有更高的抗性澱粉含量。

Type 3抗性澱粉 冷藏後的馬鈴薯沙拉

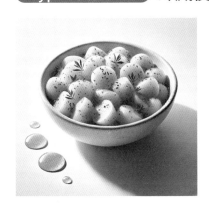

材料

煮熟後冷卻的馬鈴薯(100克),橄欖油(10毫升),醋(5毫升),香草(適量)

做法

1. 煮熟馬鈴薯後冷卻,加入橄欖油、醋和香草拌勻。

注意事項

· 馬鈴薯冷卻後能提高抗性澱粉的含量。

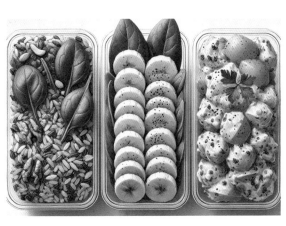

▶ 這三道料理適合冷冷的吃,美味、熱量減少又健康。

總結：如何搭配，讓營養更全面

為了充分利用各類抗性澱粉的健康益處，將其巧妙地搭配在日常飲食中至關重要。

Type 1抗性澱粉如穀物和種子，應作為膳食纖維的主要來源，有助於維持腸道健康、促進消化和降低膽固醇。與此同時，加入一些富含Type 2抗性澱粉的食物，如沒有斑點的香蕉，則有助於穩定血糖，適合糖尿病患者或需要長期穩定能量供應的人群。Type 3抗性澱粉在

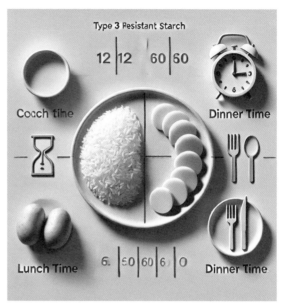

▲Type 3抗性澱粉食物可以在午餐或晚餐，提供持續的飽足感。

煮熟後再冷卻的米飯或馬鈴薯中含量最高，這類食物可以在主食中使用，特別適合用於午餐或晚餐，提供持續的飽足感。

將這幾種抗性澱粉類型進行合理搭配，不僅能夠促進腸道健康、穩定血糖，還能確保均衡的營養攝入，滿足不同身體需求，從而達到全面的健康效益。

魚罐頭 vs. 新鮮鯖魚

化合物：鈣 vs. Ω-3脂肪酸

為什麼選擇魚罐頭和新鮮鯖魚相比？

魚罐頭和新鮮鯖魚是兩種常見的海鮮選擇，它們在營養素和健康效益上各有千秋。

選擇魚罐頭主要是因為加工過程中，魚骨頭經過高溫高壓處理變軟，能夠安全食用，從而大大提高了鈣質攝取的機會。而新鮮鯖魚因為骨頭較硬，通常不會食用，因此無法提供同樣的鈣質。然而，新鮮鯖魚擁有豐富的 Ω-3 脂肪酸，這對心血管健康有顯著益處。

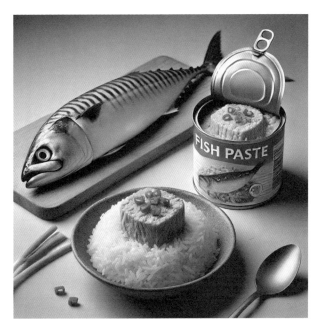

▲魚罐頭提高了鈣質攝取的機會；新鮮鯖魚擁有豐富的 Ω-3 脂肪酸。

因此，選擇魚罐頭或新鮮鯖魚取決於營養需求的優先順序：若想提升鈣質攝取，魚罐頭是首選；若需要補充心臟保健所需的脂肪酸，新鮮鯖魚則更合適。

魚罐頭與新鮮鯖魚營養素比較

營養素	魚罐頭	新鮮鯖魚	勝負
鈣質	240 mg/100g	20 mg/100g	魚罐頭勝出
蛋白質	25 g/100g	22 g/100g	魚罐頭稍勝
Ω-3脂肪酸	1.5 g/100g	2.5 g/100g	新鮮鯖魚勝出
熱量	180 kcal/100g	250 kcal/100g	魚罐頭勝出(較低熱量)
維生素D	10 μg/100g	8 μg/100g	魚罐頭稍勝
鈉含量	300 mg/100g	100 mg/100g	新鮮鯖魚勝出(較低鹽分)

勝負評論　　　在進行魚罐頭與新鮮鯖魚的營養素比較時,需考慮它們各自的優缺點。

魚罐頭

經過高溫高壓處理,使得魚骨軟化,可安全食用,這大幅提升了鈣質攝取量。每100克魚罐頭的鈣質含量可達240毫克,而新鮮鯖魚僅為20毫克。因此,魚罐頭是提高鈣質攝取、增強骨骼健康的優質來源。然而,魚罐頭中的鈉含量較高,每100克約含300毫克的鈉,對需要控制鹽分攝取的人來說可能不太理想。

新鮮鯖魚

另一方面,新鮮鯖魚含有較高的 Ω-3 脂肪酸,每100克可提供約2.5克,遠超過魚罐頭。這對心血管健康有顯著的益處,特別是可以幫助降低壞膽固醇。新鮮鯖魚的鈉含量也相對較低,每100克只有100毫克。然而,新鮮鯖魚難以攝取到像魚罐頭中的高鈣含量,因此在鈣質補充方面略遜一籌。

總的來說,這兩者在不同營養需求上各具優勢,根據個人需求做出選擇是最理想的策略。

健康功效比較

魚罐頭

因含有大量軟化的魚骨頭，是鈣質的重要來源，對於骨骼健康尤為有益。高鈣質飲食可以預防骨質疏鬆症，並有助於牙齒健康。魚罐頭的高蛋白質含量也有助於肌肉修復和生長。此外，魚罐頭中富含的維生素D有助於鈣質的吸收，進一步增強骨骼和免疫系統功能。適量食用魚罐頭可有效滿足日常鈣質和維生素D的需求。

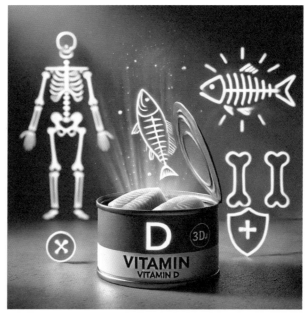

▲魚罐頭中富含的維生素D有助於鈣質的吸收，進一步增強骨骼和免疫系統功能。

新鮮鯖魚

相比之下，新鮮鯖魚則是Ω-3脂肪酸的極佳來源。這種多元不飽和脂肪酸有助於降低血液中的壞膽固醇，保護心血管健康，並對腦功能有積極影響。Ω-3還能減少體內炎症反應，降低患上慢性疾病（如心臟病、癌症）的風險。此外，新鮮鯖魚含有較低的鈉含量，對於需要低鹽飲食的人群來說是一個健康的選擇。

食譜設計

魚罐頭炒飯

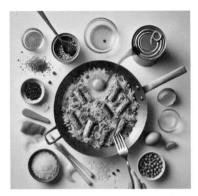

材料

魚罐頭（如沙丁魚或鯖魚）200克、白米飯200克、洋蔥1顆、胡蘿蔔1根、豌豆50克、雞蛋2顆、醬油2湯匙、鹽、胡椒適量

做法

1. 洋蔥、胡蘿蔔切丁，豌豆洗淨備用。
2. 鍋中加少許油，將洋蔥、胡蘿蔔與豌豆炒熟。
3. 加入魚罐頭拌炒均勻，然後打散雞蛋倒入翻炒。
4. 最後加入煮熟的米飯和醬油，調味後翻炒均勻，完成。

注意事項

- 注意選擇低鈉魚罐頭，以減少鹽分攝取。

新鮮鯖魚燒烤

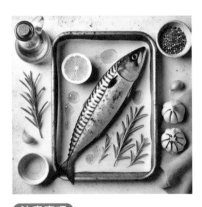

材料

新鮮鯖魚300克、檸檬1顆、橄欖油2湯匙、大蒜2瓣、迷迭香 1枝、鹽、黑胡椒適量

做法

1. 將鯖魚清洗乾淨，用檸檬汁、橄欖油、大蒜和迷迭香醃製30分鐘。
2. 烤箱預熱至200℃，將醃好的鯖魚放入烤盤中，烤約20分鐘至表面金黃。

注意事項

- 避免過量使用鹽和油，保持食材的原味與營養。

魚罐頭沙拉

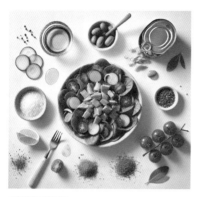

材料

魚罐頭150克、混合綠葉蔬菜100克、番茄1顆黃瓜1根、橄欖油2湯匙、檸檬汁1湯匙、鹽、胡椒適量

做法

1. 將魚罐頭與混合綠葉蔬菜、番茄和黃瓜混合。
2. 淋上橄欖油和檸檬汁,撒上少許鹽和胡椒調味。

注意事項

· 選擇富含Ω-3的魚罐頭,如鮭魚罐頭,可增加健康脂肪攝取。

總結:如何搭配,讓營養更全面

　　為了最大化攝取到魚罐頭和新鮮鯖魚中的營養素,可以考慮將這兩者結合在日常飲食中。例如,魚罐頭可提供高鈣質,補充骨骼健康所需,而新鮮鯖魚則能提供豐富的Ω-3脂肪酸,促進心血管系統健康。透過多種烹飪方法,如炒飯、燒烤和沙拉,這些食材的不同風味可以提高飲食多樣性,增強進食的趣味性。

　　此外,注意調整食材中的鈉含量和脂肪使用量,選擇更健康的烹飪方式(如燒烤或涼拌),可以進一步增強這些食材對健康的積極影響。最終,通過平衡不同的營養需求,如高鈣質、高Ω-3脂肪酸的結合,能夠有效促進骨骼健康、心血管健康,並預防慢性疾病。

　　魚罐頭和新鮮鯖魚的巧妙搭配不僅讓飲食更加豐富,還能滿足人體對多樣營養素的需求,為整體健康提供全方位的保障。

堅果 vs. 種子

化合物：不飽和脂肪酸 vs. 膳食纖維

為什麼選擇堅果和種子相比？

堅果和種子在營養價值上各具優勢，都是健康飲食中不可或缺的部分。選擇堅果與種子進行比較的主要原因是它們都富含不飽和脂肪酸、蛋白質、維生素和礦物質，對心血管健康、大腦功能、免疫系統和骨骼發育有多重好處。然而，它們的營養成分有一些不同，例如在 Ω-3脂肪酸、膳食纖維和鈣質上的差異。

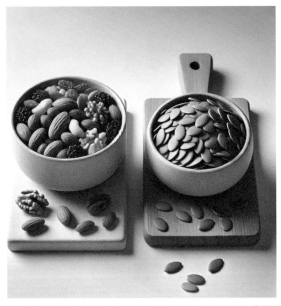

▲選擇堅果與種子進行比較的主要原因是它們都富含不飽和脂肪酸、蛋白質、維生素和礦物質。

通過深入比較，我們可以了解如何更好地搭配這兩類食材，以達到最佳的營養平衡。

堅果與其他營養素比較

營養素	堅果	種子	勝負
不飽和脂肪酸	單不飽和脂肪酸含量豐富：杏仁（49克/100克），核桃（9克/100克）	多不飽和脂肪酸及Ω-3脂肪酸含量較高：亞麻籽（53克/100克），南瓜籽（19克/100克）	種子（勝）
蛋白質	20克/100克（如杏仁、腰果）	25克/100克（如南瓜籽、葵花籽）	種子（勝）
膳食纖維	3-8克/100克（如腰果、核桃）	10克以上/100克（如亞麻籽、奇亞籽）	種子（勝）
維生素E	25.6毫克/100克（杏仁），0.7毫克/100克（核桃）	2.0毫克/100克（南瓜籽），1.5毫克/100克（芝麻）	堅果（勝）
Ω-3脂肪酸	2.5克/100克（核桃），少量其他堅果	22.8克/100克（亞麻籽），17.8克/100克（奇亞籽）	種子（勝）
礦物質	鈣：269毫克/100克（杏仁），鎂：158毫克/100克（核桃）	鋅：7.81毫克/100克（南瓜籽），鎂：262毫克/100克（芝麻）	平局

勝負評論　　從數據上看，種子在多不飽和脂肪酸、Ω-3脂肪酸、蛋白質和膳食纖維的含量上明顯勝出，尤其是亞麻籽和奇亞籽富含大量的Ω-3脂肪酸，對心臟健康和降低發炎有極大幫助。此外，種子如南瓜籽和芝麻也提供豐富的鋅，有助於免疫功能和傷口癒合。

　　然而，堅果在單不飽和脂肪酸和維生素E的含量上占據優勢，特別是杏仁，維生素E的抗氧化效果有助於延緩衰老和保護細胞。

　　綜合來看，堅果和種子各具營養優勢，可以根據不同的健康需求來選擇，兩者適量攝取對身體健康都有益。

健康功效比較

堅果

· 富含單不飽和脂肪酸，特別是杏仁和腰果，有助於降低心血管疾病風險，並能穩定血糖水平。

· 富含維生素E，是一種強效抗氧化劑，有助於保護皮膚和免疫系統。

· 含有豐富的鎂，有助於舒緩肌肉痙攣，增強骨骼健康。

種子

· 高含量的Ω-3脂肪酸（如亞麻籽、奇亞籽）能有效降低壞膽固醇，保護心血管健康，並促進大腦功能。

· 種子中的鋅和鎂含量高，有助於免疫系統的正常運作，並且在細胞修復和代謝過程中發揮關鍵作用。

· 膳食纖維含量豐富，有助於促進消化健康，維持腸道菌群平衡，並有助於控制體重。

堅果對心血管健康、免疫系統、骨骼和皮膚有顯著好處，而種子則更加側重於提供大腦保護、抗氧化和腸道健康。根據具體的健康目標，這兩者各有其應用價值。

堅果拼盤

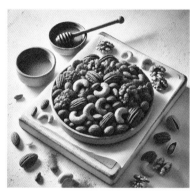

注意事項

- 烘烤時需密切注意，以防堅果烤焦，翻動一次可以確保均勻上色。

材料　（適用4人份）

杏仁50克、核桃50克、開心果50克、腰果50克、蜂蜜1湯匙、肉桂粉1/2茶匙、鹽1/4茶匙

做法

1. 將各種堅果均勻混合放入一個大碗中。
2. 加入蜂蜜、肉桂粉和鹽，攪拌均勻，使堅果均勻裹上調味料。
3. 將混合物平鋪在烤盤上，並以180°C烤箱烘烤10-12分鐘，直到堅果變得金黃酥脆。
4. 從烤箱取出，稍微冷卻後食用。

堅果麥片早餐

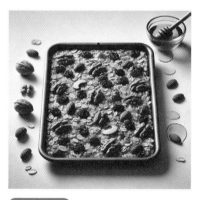

注意事項

- 烘烤時間不宜過長，防止燕麥片過於乾硬。蜂蜜可根據口味適量調整。

材料　（2人份）

燕麥片100克、杏仁20克（切碎）、核桃20克（切碎）、蜂蜜2茶匙、乾果（蔓越莓或葡萄乾）20克

做法

1. 將燕麥片與切碎的杏仁和核桃混合，攪拌均勻。
2. 放入烤箱以180°C烘烤8-10分鐘，直到金黃酥脆。
3. 取出後，加入蜂蜜攪拌，讓甜味滲入麥片。
4. 冷卻後加入乾果混合，即可享用。

堅果蔓越莓能量球

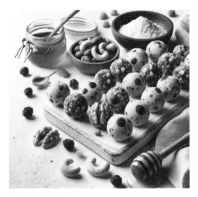

材料 （適用4人份）

核桃30克、腰果30克、杏仁30克、蔓越莓20克、椰子油1湯匙、蜂蜜2茶匙、椰子粉適量（滾動使用）

做法

1. 將核桃、腰果和杏仁放入食品處理器中攪拌成粗粉末。
2. 加入蔓越莓、椰子油和蜂蜜，再次攪拌至混合均勻。
3. 用手將混合物捏成小球狀，然後滾動在椰子粉中。
4. 放入冰箱冷藏至少30分鐘，待定型後取出食用。

注意事項

· 如果混合物過於黏稠或乾燥，可以適量添加椰子油或蜂蜜來調整濕度。

南瓜籽鹹味零食

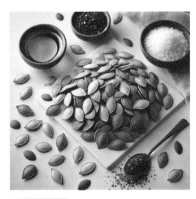

材料 （適用4人份）

南瓜籽100克、橄欖油1湯匙、鹽1/2茶匙、黑胡椒粉1/4茶匙、辣椒粉1/4茶匙

做法

1. 將南瓜籽洗淨瀝乾，放入碗中。
2. 加入橄欖油、鹽、胡椒粉和辣椒粉，攪拌均勻，確保每顆南瓜籽都均勻沾上調味料。
3. 將南瓜籽均勻攤平在烤盤上，放入預熱的180°C烤箱，烤10-12分鐘，直到金黃酥脆。

注意事項

· 烘烤過程中可以翻動南瓜籽一次，確保其均勻受熱。

芝麻能量條

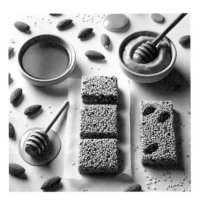

材料 （約8條）

芝麻100克、蜂蜜2湯匙、杏仁醬2湯匙、椰子油
1湯匙、乾果（如蔓越莓、杏仁片）30克

做法

1. 將芝麻放入烤箱中以160°C烘烤5分鐘，直
   至香脆。
2. 將烤好的芝麻與杏仁醬、蜂蜜、椰子油混
   合，攪拌均勻。
3. 加入切碎的乾果拌勻，將混合物壓入方形
   模具中。
4. 放入冰箱冷藏1小時後，取出切成條狀即可
   食用。

注意事項

- 芝麻烘烤時需密切觀察，避
  免過度烘烤變苦。乾果種類
  可根據個人喜好替換。

芝麻綜合穀物燕麥球

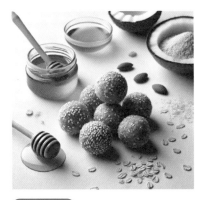

材料 （約12顆）

燕麥片50克、芝麻30克、蜂蜜2湯匙、杏仁醬1
湯匙、椰子油1湯匙、椰子粉適量（滾動使用）

做法

1. 將燕麥片和芝麻放入烤箱以160°C烘烤5-7
   分鐘，至金黃香脆。
2. 將烤好的燕麥片與蜂蜜、杏仁醬和椰子油
   混合，攪拌至均勻成糊狀。
3. 用手將混合物揉成小球狀，然後在椰子粉
   中滾動。
4. 放入冰箱冷藏約30分鐘，待其定型後取出
   享用。

注意事項

- 燕麥片和芝麻的烘烤時間
  不宜過長，避免過度乾硬。

總結:如何搭配,讓營養更全面

堅果和種子不僅是美味零食,也是多種營養素的重要來源。兩者在不飽和脂肪酸、蛋白質、維生素和礦物質的組合上相輔相成。將它們合理搭配,能夠讓日常飲食更加均衡。

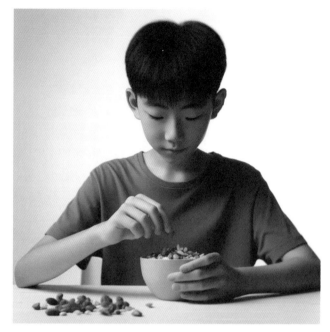

▲堅果和種子的搭配能促進大腦功能的提升,尤其是發育中的青少年。

搭配建議:

· **早餐**:將堅果和種子混合加入燕麥片或酸奶,既豐富風味又增強營養。

· **正餐**:可以將堅果或種子撒在沙拉或炒菜中,增添口感的同時補充必需的脂肪酸。

· **零食**:堅果和種子製作的能量球或鹹味零食,既滿足飽腹感又提供健康脂肪。

總的來說,堅果和種子的搭配使用能更好地滿足人體對多樣營養素的需求,從而促進心血管健康、免疫力和大腦功能的提升。

Part 7

其他重要
營養飲食調整

本篇全面剖析多種食材及飲食方式對健康的影響，在健康管理中的作用。

從白蛋與棕蛋的營養比較入手，探討蛋殼顏色與其內在價值的關聯，並分析其對健康的具體貢獻；紅藜與綠藜則分別從蛋白質、抗氧化劑及膳食纖維角度進行比較，提供兩者在不同健康需求中的應用建議。

此外，本篇還深入介紹生酮飲食與細胞自噬作用飲食的科學原理及健康效益，包括體重管理、抗老化、促進免疫及改善代謝等方面，並通過創意食譜教讀者實踐這些飲食策略。

全篇以多元化的視角及實用性為導向，強調營養搭配及靈活的飲食調整，為讀者提供全面、實用的飲食指導，幫助大家在均衡營養與個人需求間找到最佳平衡，打造更加健康的生活方式。

白蛋 vs. 棕蛋

食材比較:不同顏色的蛋 vs. 不同營養價值

為什麼選擇白蛋、棕蛋相比?

選擇白蛋、棕蛋進行比較的主要原因在於了解不同蛋殼顏色背後的營養價值差異。這些蛋來自不同品種的雞,其中白蛋來自白羽毛的雞,棕蛋來自棕色或紅色羽毛的雞。

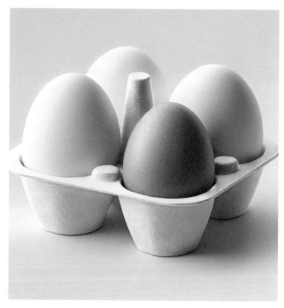

▲只要飼養方式正確,白蛋跟棕蛋都是好蛋。

雖然蛋殼顏色的不同主要源於雞的品種和飼養方式,但消費者常常對蛋殼顏色是否影響營養價值存在疑問。實際上,這些蛋在營養價值、風味、以及在某些文化或市場中的偏好也有一定差異。通過比較這三種蛋的營養成分,我們可以更清楚地了解選擇哪種蛋更符合自身的健康需求。

營養素比較

以下是白蛋和棕蛋的主要營養成分比較表：

營養成分	白蛋（每顆約50克）	棕蛋（每顆約50克）	勝負
卡路里	70 kcal	70 kcal	平手
蛋白質	6-7 克	6-7 克	平手
脂肪	5 克	5 克	平手
維生素B12	0.6 微克	0.6 微克	平手
維生素D	40 IU	40 IU	平手
維生素A	270 IU	270 IU	平手
鐵	1 毫克	1 毫克	平手
鋅	0.5 毫克	0.5 毫克	平手
磷	95 毫克	95 毫克	平手
抗氧化物質	較低（主要來自維生素A和E）	較低（主要來自維生素A和E）	平手

勝負評論

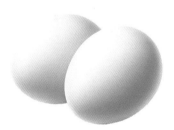

- 蛋白質：兩種蛋的蛋白質含量幾乎相同，都是優質蛋白質來源，有助於肌肉修復和增長。

  勝負：平手。

- 維生素含量：兩種蛋皆含有豐富的維生素，包括維生素B12、維生素D與維生素A。這些維生素對免疫系統、骨骼健康與眼睛健康至關重要。

  勝負：平手。

- 礦物質：鐵、鋅和磷等礦物質在不同蛋類中均含有。這些礦物質有助於血液生成、

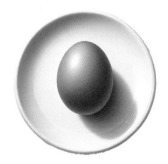

▲白蛋和棕蛋的主要營養成分其實都一樣，沒有差別。

221

免疫調節及細胞修復。

勝負：平手。

- 膽固醇：兩種蛋中的膽固醇含量基本相似。對大多數人來說，適量食用膽固醇對健康影響不大，但對於有高膽固醇問題的人，則應適度控制。

勝負：平手。

- 抗氧化物質：雞蛋中的葉黃素和玉米黃質對眼睛健康有益，特別是在預防老年性黃斑變性方面，兩種蛋均富含這些抗氧化物質。

勝負：平手。

健康功效

雞蛋本身就是一個非常豐富的營養來源，無論是白蛋還是棕蛋，都能提供高質量的蛋白質、維生素和礦物質，並具備以下健康功效：

- 肌肉修復：蛋白質有助於促進運動後的肌肉恢復，尤其對於體力活動頻繁的人士。

- 心血管健康：雞蛋含有適量的Ω-3脂肪酸，對心臟健康有一定的促進作用。

- 眼睛健康：抗氧化物質如

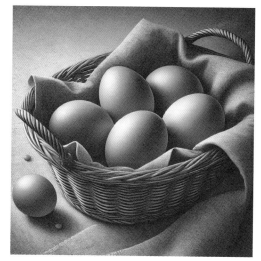

▲無論是棕蛋還是白蛋，都有修復肌肉、健康心血管、明目和健骨的功效。

葉黃素和玉米黃質，有助於維持眼睛健康，特別是保護眼部免受自由基傷害。

- 骨骼健康：雞蛋中的維生素D和磷可以促進鈣的吸收，有助於保持骨骼強壯。

食譜設計

極簡煎蛋卷

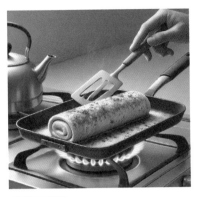

注意事項

· 煎蛋時需注意火候,避免過焦影響口感與營養。

材料

蛋3顆、洋蔥1/2顆、青椒1/2顆、橄欖油1湯匙、鹽和黑胡椒適量

做法

1. 洋蔥與青椒切丁備用。
2. 平底鍋中加入橄欖油,將洋蔥與青椒炒香。
3. 蛋打散,倒入鍋中攪拌均勻,慢火煎至成型。
4. 兩面煎至金黃,撒上鹽和黑胡椒調味。

菠菜荷包蛋湯

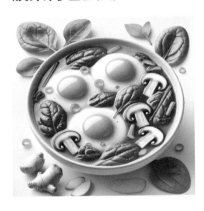

材料

蛋3顆、菠菜50克、雞湯500毫升、香菇3朵、薑片2片、鹽適量

做法

1. 雞湯煮沸後,加入洗淨的菠菜與香菇,並放入薑片調味。
2. 將蛋另煎成荷包蛋,再緩慢倒入湯中,中火煮2分鐘。
3. 調整鹽分後即可食用。

雙蛋沙拉

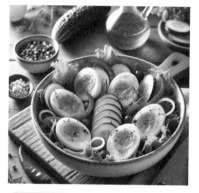

材料

蛋4顆、生菜100克、黃瓜1根、紅椒1/2個、橄欖油1湯匙、檸檬汁1茶匙、鹽和黑胡椒適量

做法

1. 蛋煮熟後切片備用。
2. 黃瓜與紅椒切絲,與生菜混合。
3. 淋上橄欖油和檸檬汁,最後撒上鹽和黑胡椒調味。

注意事項

- 蛋煮熟後需快速放入冰水中冷卻,確保蛋黃不過於乾硬。

雞蛋香菇煮

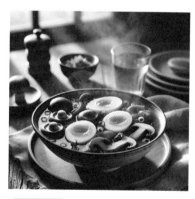

材料

蛋4顆、香菇100克、青蔥2根、雞湯400毫升、醬油1湯匙、米酒1茶匙、白胡椒粉少許、鹽適量

做法

1. 雞湯加熱至微滾,加入洗淨切片的香菇,煮至香味釋出。
2. 蛋先煮熟,去殼後切半,放入鍋中。
3. 加入醬油、米酒及少許白胡椒粉調味,再小火煮5分鐘,讓蛋吸收湯汁風味。
4. 起鍋前撒上切段的青蔥,增添香氣與色彩。

注意事項

- 煮蛋時避免用大火,以免蛋白過於硬韌,影響口感。

總結：如何搭配，讓營養更全面

　　蛋殼顏色（白蛋、棕蛋）的差異主要取決於雞的品種和飼料，將其合理搭配在日常飲食中，可以確保獲得更全面的營養攝取。不同顏色的蛋雖然在營養成分上差異不大，但從品種、口感和市場偏好角度出發，選擇多元化的蛋類可以增加飲食的趣味性。同時，選擇有機或自由放養的蛋類，還能避免攝入過多的抗生素等潛在有害物質。

　　透過這些食譜，不僅能豐富日常餐桌，還可以從多方面攝取優質的蛋白質、抗氧化物質和重要的維生素、礦物質，最終達到促進健康的效果。

洪泰雄健康小教室 ┃ **蛋黃顏色偏深，更營養？**

蛋黃顏色的差異主要來自雞飼料中類胡蘿蔔素（如葉黃素、玉米黃素）的含量，而非蛋本身的基本營養成分。以下是具體分析：

1.營養成分的差異

- 類胡蘿蔔素含量：蛋黃顏色較深（偏紅或深黃）通常含有更高濃度的類胡蘿蔔素，如葉黃素和玉米黃素。

- 其他營養成分：蛋白質、脂肪、維生素（如維生素A、D、B12）和礦物質（如鐵、磷、鋅）在不同顏色的蛋黃間無顯著差異，因為這些營養成分主要受雞的健康狀況和飼料中其他成分的影響，而非類胡蘿蔔素。

2.其他差別

- 風味：偏紅或深黃的蛋黃可能有略微濃郁的口感，但這通常不會對風味產生明顯影響。

- 市場偏好：某些市場更偏好特定顏色的蛋黃，例如亞洲地區通常更喜歡深黃色的蛋黃，而在歐洲，蛋黃的顏色偏淡或較不重要。

- 消費者觀感：深色蛋黃給人的感覺更「健康」或「天然」，但這僅僅是視覺上的心理暗示，未必反映實際營養價值。

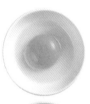

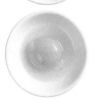

▲ 蛋黃深紅（上）、蛋黃偏紅（中）、蛋黃偏淡黃色（下），不同顏色，一樣營養。

紅藜 vs. 綠藜

化合物:蛋白質 vs. 抗氧化劑

為什麼選擇紅藜和綠藜相比?

紅藜與綠藜是兩種高度營養的全穀物,雖然它們看似相似,但其營養成分和用途卻各具特色。本文將從幾個面向深入探討這兩種食材,並提供詳細的食譜設計和搭配建議,讓你可以根據需求選擇最適合的食材。

紅藜和綠藜都是極具營養價值的食物。紅藜含有豐富的蛋白質和礦物

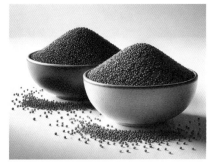

▲紅藜與綠藜雖然看似相似,但營養成分和用途卻各具特色。

質,如鈣、鎂和鐵,非常適合需要增加蛋白質攝取或補充礦物質的人群。相比之下,綠藜的膳食纖維和抗氧化物質含量更高,對於促進消化和提高抗氧化能力有顯著效果。根據具體的健康需求,紅藜更適合增強體力和補充礦物質,而綠藜則更有助於維護腸道健康和抗氧化。

營養素比較

以下是紅藜與綠藜的營養比較表:

營養素	紅藜(每100克)	綠藜(每100克)	勝負
蛋白質	14克	12克	紅藜勝
膳食纖維	7克	9克	綠藜勝
鈣	47毫克	30毫克	紅藜勝
鎂	197毫克	150毫克	紅藜勝
鐵	2.8毫克	2.1毫克	紅藜勝
熱量	368大卡	362大卡	綠藜勝

紅藜

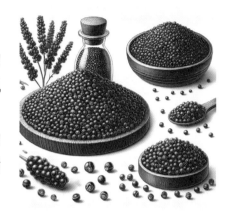

- 蛋白質含量高：紅藜是一個極佳的植物性蛋白質來源，對於需要增肌或保持健康體重的人群尤其有利。
- 豐富的礦物質：紅藜中含有大量的鈣、鎂和鐵，對骨骼健康和血液循環系統有顯著幫助。

綠藜

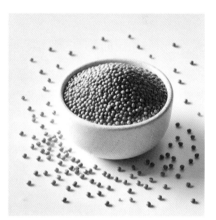

- 膳食纖維更豐富：綠藜的膳食纖維含量比紅藜更高，能幫助促進腸道蠕動，對於改善便秘或維持腸道健康特別有效。
- 抗氧化物質含量高：綠藜中的抗氧化劑能夠幫助減少體內的自由基，預防慢性疾病如心血管疾病和癌症的風險。

綜合說明

- 蛋白質：紅藜優於綠藜，適合需要增強肌肉的飲食需求。
- 膳食纖維：綠藜稍優，有助於促進消化。
- 鈣：紅藜的鈣含量較高，有利於骨骼健康。
- 鎂：紅藜的鎂含量也較高，對心臟和肌肉功能有益。
- 鐵：紅藜含鐵量較高，有助於預防貧血。
- 熱量：兩者熱量接近，差異不大。

根據營養需求，選擇適合的藜麥品種以達到最佳健康效果！

健康功效

紅藜的健康功效

　·增強肌肉和維持體力：紅藜的高蛋白含量對於運動員和需要保持肌肉質量的老年人非常有益。

　·改善骨骼健康：紅藜中的鈣和鎂有助於維持骨骼的強健，特別適合容易骨質疏鬆的族群。

　·促進紅血球生成：紅藜中的鐵能夠幫助防止貧血，特別對於素食者來說是重要的鐵來源。

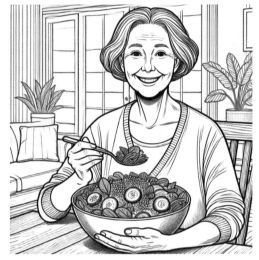

▲綠藜中豐富的抗氧化物質能夠增強免疫系統，免受細菌和病毒的侵害。

綠藜的健康功效

　·促進消化健康：綠藜中的膳食纖維可以幫助維持腸道的健康，預防便秘並促進腸道蠕動。

　·強化免疫系統：綠藜中豐富的抗氧化物質能夠增強免疫系統，保護身體免受細菌和病毒的侵害。

　·減少慢性病風險：抗氧化物質有助於減少自由基損傷，從而降低心血管疾病、癌症等慢性疾病的風險。

食譜設計

綠藜蔬菜湯

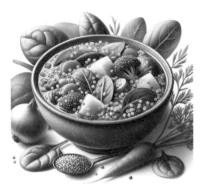

材料 （4人份）

綠藜1杯（約200克）、洋蔥1/2顆，切碎、蒜頭2瓣，切碎、胡蘿蔔1根，切塊、馬鈴薯1顆，中等大小，切塊、菠菜1小把、清水4杯、鹽和胡椒適量

做法

1. 綠藜在滾水中煮10分鐘，備用。
2. 鍋中加入橄欖油，炒香洋蔥和蒜，加入胡蘿蔔和馬鈴薯拌炒。
3. 加入清水煮至蔬菜軟爛，再加入煮好的綠藜，繼續煮5分鐘。
4. 加入菠菜，稍微攪拌至菠菜變軟，調味鹽和胡椒。

注意事項

- 綠藜可提前煮好，湯中蔬菜可依個人喜好增減，但建議不要過於複雜，以免影響湯的清淡口感。

綠藜沙拉卷

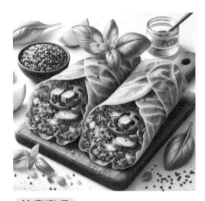

材料 （4人份）

綠藜1杯（約200克）、羅勒葉1小把、紅椒1顆，切絲、黃瓜1根，切絲、紫甘藍：1/4顆，切絲、鹽和胡椒適量、橄欖油2湯匙、檸檬汁2湯匙、寬麵包或生菜葉4張

做法

1. 綠藜煮熟備用。
2. 將紅椒、黃瓜和紫甘藍切絲備用。
3. 麵包或生菜葉上鋪上一層煮熟的綠藜，然後加入蔬菜絲和羅勒葉。
4. 淋上橄欖油和檸檬汁，灑上鹽和胡椒，捲起麵包或生菜葉即可。

注意事項

- 綠藜要保持鬆散，避免過於黏稠，這樣捲起來時口感更佳。

紅藜蔥花蛋炒飯

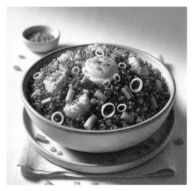

注意事項

· 紅藜的煮法：紅藜需充分煮熟，但不要煮得過爛，以保持顆粒的口感。

材料　（2人份）

紅藜1杯（約200克，煮熟）、雞蛋2顆、蔥花2根，切碎、洋蔥1/4顆，切丁、蒜頭2瓣，切碎、橄欖油2湯匙、醬油1湯匙、黑胡椒適量、鹽適量

做法

1. 將紅藜用清水沖洗數次去除苦味。
   將紅藜與2杯清水放入鍋中，用中火煮沸後轉小火燜煮10-15分鐘，直到水分吸乾，紅藜煮熟後撥鬆備用。
2. 在炒鍋中加入1湯匙橄欖油，打散雞蛋並倒入鍋中，用中火炒至金黃半熟，盛出備用。
3. 用同一炒鍋，加入剩下的1湯匙橄欖油，爆香蒜頭和洋蔥丁，炒至洋蔥變透明。
4. 將煮熟的紅藜倒入鍋中，與炒香的配料拌炒均勻。加入剛剛炒好的雞蛋，繼續翻炒。
5. 加入醬油、鹽和黑胡椒，快速拌炒，讓調味料均勻混合在紅藜炒飯中。
6. 最後撒入切碎的蔥花，翻炒數下，保持蔥花的鮮綠色澤，關火。
7. 將炒好的蔥花紅藜蛋炒飯盛入碗中，稍加裝飾即可上桌。加一顆荷包蛋更好吃、更營養喔。

紅藜沙拉

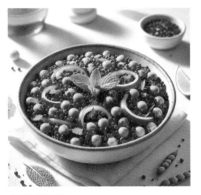

材料 （4人份）

紅藜1杯（約200克）、青豆1/2杯（約80克）、紅洋蔥1/4顆，切碎、薄荷葉1小把，切碎、橄欖油2湯匙、檸檬汁2湯匙、鹽和黑胡椒：適量

做法

1. 將紅藜在滾水中煮15分鐘，直至變軟，瀝乾後放涼。
2. 青豆用水燙熟，瀝乾。
3. 在大碗中，將煮好的紅藜、青豆、紅洋蔥和薄荷葉混合。
4. 調製橄欖油、檸檬汁、鹽和黑胡椒的醬汁，倒在沙拉上，攪拌均勻。

注意事項

- 紅藜要充分煮熟，但不要煮得過爛，以保持其口感。檸檬汁的酸味能提升整體味道，但可以依個人口味調整。

總結：如何搭配，讓營養更全面

　　紅藜和綠藜各自具有獨特的營養優勢。紅藜擁有豐富的蛋白質和礦物質，適合需要增加蛋白質和強化骨骼健康的人群；而綠藜則因其高膳食纖維和抗氧化物質，更適合關注消化系統和抗氧化需求的人群。兩者搭配食用時，能夠實現營養的最大化，平衡蛋白質、膳食纖維和抗氧化物質的攝取，為身體提供全面的支持。

　　可以在一周的飲食中交替使用紅藜和綠藜，例如在高強度運動後選擇紅藜來補充蛋白質，日常輕食中則選擇綠藜來促進消化。同時，搭配其他新鮮蔬菜、水果和堅果等食材，以達到均衡的營養攝取。

　　這樣的飲食安排不僅能夠提供身體所需的多樣營養，還能保持健康和活力。

生酮飲食 vs. 細胞自噬作用飲食

化合物:高脂肪 vs. 控制血糖

為什麼選擇生酮飲食與細胞自噬作用飲食比較?

生酮飲食(Ketogenic Diet)與細胞自噬作用飲食(Autophagy Diet)都是當前流行的健康飲食方式,但其作用機制和應用目標有所不同。選擇其中一種或兩者搭配,取決於個人的健康需求和目標。

生酮飲食主要透過限制碳水化合物攝入,增加脂肪攝入,迫使身體進入酮症狀態,以產生酮體作為主要能量來源。這種飲食方式被廣泛應用於控制體重、管理糖尿病、改善癲癇等症狀,並且有研究顯示對於某些癌症的治療和預防具有潛力,因為癌細胞主要依賴葡萄糖來生長。

另一方面,細胞自噬作用飲食則通過禁食或限制卡路里攝入來誘導細胞自噬,這是一種清除細胞內損壞組織和蛋白質的過程,有助於改善細胞功能、延緩衰老、減少炎症反應和增強免疫系統。這種飲食方式可以通過不同的禁食方案實施,如168禁食法或者24小時禁食等。

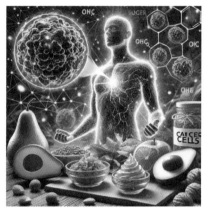

▲包含了如酪梨、堅果、綠葉蔬菜等健康食材的生酮飲食,對於某些癌症的治療和預防具有潛力,因為癌細胞主要依賴葡萄糖來生長。

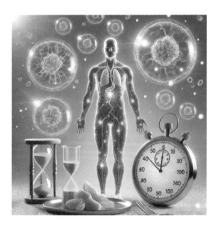

▲細胞自噬作用飲食,則通過禁食或限制卡路里攝入,來誘導細胞自噬。

營養素比較

營養素	生酮飲食（優勢）	細胞自噬作用飲食（優勢）	勝負
碳水化合物	5-10克/100克 (極低)	100-150克/100克 (中等)	細胞自噬作用飲食勝
脂肪	70-80克/100克 (高)	30-50克/100克 (中等)	生酮飲食勝
蛋白質	20-30克/100克 (中等)	20-30克/100克 (中等)	平局
抗氧化劑	中等	高（富含多種抗氧化劑，如維生素C、E等）	細胞自噬作用飲食勝
纖維	低（5-10克/100克）	高（20-30克/100克）	細胞自噬作用飲食勝

勝負評論　　生酮飲食和細胞自噬作用飲食的比較顯示出它們各自的營養優勢。

酮飲食以其高脂肪、低碳水化合物的結構著稱，這樣的飲食方式促進酮體的生成，有助於燃燒脂肪、減重及控制血糖，特別適合一些希望快速減重或控制2型糖尿病的人群。然而，生酮飲食的纖維和抗氧化劑攝取量較低，長期可能會對腸道健康和抗氧化保護產生負面影響。

相比之下，細胞自噬作用飲食強調抗氧化劑和膳食纖維的攝取，對細胞修復、清除體內自由基和改善腸道健康極具優勢，特別適合希望延緩衰老和促進內部細胞更新的人。兩種飲食方式各有特色，具體選擇應根據個人健康狀況和目標來調整，或在不同的時間段內交替進行，以最大化健康效益。

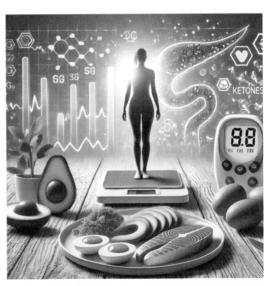

▲生酮飲食特別適合一些希望快速減重或控制2型糖尿病的人群。

健康功效

生酮飲食的健康功效

·**體重管理**：生酮飲食可促進脂肪分解，有效控制體重。

·**血糖穩定**：通過降低碳水化合物攝入，能有效管理血糖水平，對糖尿病患者尤為重要。

·**癲癇控制**：對於某些類型的癲癇患者，生酮飲食被證實能減少癲癇發作頻率。

·**抗癌潛力**：一些研究

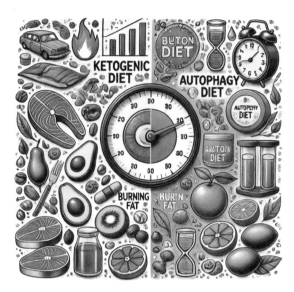

▲生酮飲食（圖左）和細胞自噬作用飲食（圖右）在促進健康、減重和控制血糖方面各有其優勢，可以搭配操作。

顯示，生酮飲食可能有助於降低某些癌症的發展速度。

細胞自噬作用飲食的健康功效

·**延緩衰老**：通過促進細胞自噬，可以清除衰老的細胞，減緩衰老過程。

·**增強免疫**：定期禁食有助於提高免疫系統的功能。

·**降低炎症**：有助於減少體內的炎症反應，改善整體健康狀態。

·**促進代謝健康**：通過調節代謝，改善胰島素敏感性，對糖尿病患者有益。

生酮飲食和細胞自噬作用飲食在促進健康、減重和控制血糖方面各有其優勢，具體應根據個人健康狀況和需求來選擇。

食譜設計

生酮飲食食譜

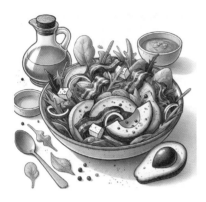

酪梨和培根沙拉

材料　（4人份）

1個酪梨，切片、4片培根，煎脆、2杯混合沙拉菜、1/4杯藍起司碎、2湯匙橄欖油、1湯匙蘋果醋、鹽和胡椒（依個人口味）

做法

1. 培根煎脆，瀝乾油分，切成小片。
2. 混合沙拉菜、酪梨片和藍起司碎在一個大碗中。
3. 橄欖油和蘋果醋混合，澆在沙拉上。
4. 加入培根碎，拌勻。
5. 加入鹽和胡椒調味。

生酮飲食食譜

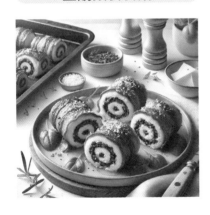

生酮雞肉捲

材料　（2人份）

4片雞胸肉，平鋪、4片培根、1/2杯奶油起司、1/4杯切碎的菠菜、1/4杯帕爾馬乾酪，磨碎、鹽和胡椒（依個人口味）

做法

1. 將奶油起司、菠菜和帕爾馬乾酪混合，調味。
2. 將混合物均勻地塗抹在每片雞胸肉上。
3. 將雞胸肉捲起，外面包上培根，用牙籤固定。
4. 烤箱預熱至180°C，將雞肉捲放在烤盤上。
5. 約25-30分鐘，直至雞肉完全熟透。

綠色抗氧化Smoothie

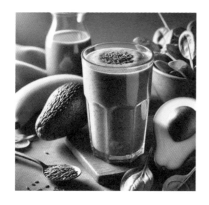

材料　（4人份）

1杯菠菜、1/2個酪梨、1根香蕉、1杯無糖杏仁奶、1湯匙亞麻籽、冰塊適量

做法

1. 將所有材料放入攪拌機中。
2. 攪拌至順滑。
3. 倒入杯中，立即享用。

烤鮭魚和蒸蔬菜

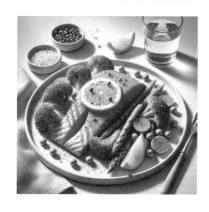

材料

2片鮭魚排、2湯匙橄欖油、1個檸檬，切片、2杯綠花椰菜、1杯紅蘿蔔片、1杯青豆、蘆筍適量、鹽和胡椒（依個人口味）

做法

1. 將鮭魚排放在烤盤上，淋上橄欖油，鋪上檸檬片，撒上鹽和胡椒。
2. 烤箱預熱至200°C，將鮭魚烤約15-20分鐘，直到熟透。
3. 同時，將綠花椰菜、紅蘿蔔和青豆蒸熟。
4. 將烤好的鮭魚和蒸蔬菜擺盤，即可享用。

總結：如何搭配，讓營養更全面

在飲食方面，生酮飲食與細胞自噬作用飲食可以相輔相成，達到更全面的營養攝取。生酮飲食透過高脂肪和低碳水化合物的組合，能有效促進酮體生成，有助於體重管理和血糖控制。而細胞自噬作用飲食則通過周期性的禁食，促進細胞自噬，清除衰老細胞，有助於延緩衰老並增強免疫力。

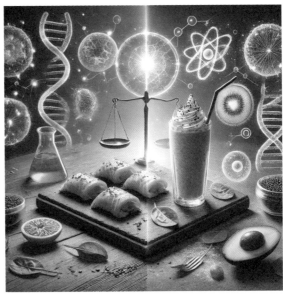

▲這是一幅結合生酮飲食與細胞自噬作用飲食療法的概念圖，表現出兩種飲食在促進健康和細胞更新中的協同作用。畫面展示了鮭魚捲與綠色蔬果冰沙，分別象徵兩種飲食模式。

例如，可以在生酮飲食的基礎上，定期安排細胞自噬作用飲食，以促進細胞更新。這樣的搭配不僅有助於減少體內的氧化壓力和炎症反應，還能提高整體的健康水平。最重要的是，選擇適合自己的飲食方式和搭配，並在必要時諮詢專業的醫生或營養師，確保自己的健康需求得到滿足。

總的來說，透過靈活地搭配這兩種飲食方式，可以更有效地達成個人的健康目標，無論是減重、增強免疫還是改善代謝狀況。

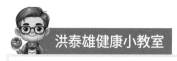

生酮飲食 (Ketogenic Diet)

1.原理與目標

- 主要通過限制碳水化合物的攝取，增加脂肪的攝取，迫使身體進入酮症狀態，燃燒脂肪以產生酮體作為主要能量來源。

- 目標是減少體內葡萄糖的供應，使癌細胞無法利用，從而限制其生長。

- 主要應用於癲癇、癌症、自閉症、肥胖、第二型糖尿病等疾病。

2.實施方法

- 碳水化合物僅占總卡路里的2-5%，脂肪占70-90%，蛋白質占8-15%。

- 飲食中包含高脂肪食物如牛油、椰子油、堅果、牛油果等。

3.作用機制

- 透過減少碳水化合物的攝取，促使肝臟分解脂肪並產生酮體，取代葡萄糖成為主要能量來源。

- 抑制癌細胞增長，因為癌細胞主要依賴葡萄糖作為能量來源。

細胞自噬作用飲食 (Autophagy Diet)

1.原理與目標

- 通過周期性的禁食或限制卡路里的攝取，誘導細胞自噬過程，清除損壞的細胞和蛋白質，維持細胞的正常功能。

- 目標是促進細胞健康，延緩衰老，減少炎症，增強免疫系統，預防和治療代謝性疾病。

2.實施方法

- 常見的方法包括間歇性禁食 (如168禁食法)、延長禁食 (24小時或更長時間)、或限制每日總卡路里的攝取。

- 禁食期間僅允許飲水、茶或黑咖啡，不進食固體食物。

3.作用機制

- 禁食或卡路里限制誘導細胞自噬過程，細胞自噬是細胞內的回收機制，分解和再利用受損的細胞器、蛋白質和脂肪。

- 有助於減少細胞內的氧化壓力和炎症反應，改善細胞功能和代謝健康。

異同點

1.異

- 目標與機制：
  生酮飲食主要是通過減少碳水化合物攝取來促進脂肪分解和酮體產生，抑制癌細胞等特定病症。
  細胞自噬飲食則是通過禁食或限制卡路里來促進細胞自噬，清除細胞內的損壞成分，延緩衰老，增強健康。

2.同

- 健康益處：
  兩種飲食方式均旨在通過代謝調節來改善健康狀況，具有減重、控制血糖、抗炎、增強免疫力等作用。
  應用範圍：
  兩者均被應用於預防和治療代謝性疾病，如糖尿病、肥胖症，並在癌症治療中顯示出潛力。

勝負評論

　　生酮飲食和細胞自噬作用飲食均旨在通過調整飲食方式來改善健康，但其具體方法和作用機制有所不同。生酮飲食著重於改變營養比例以產生酮體，主要應用於癌症等特定病症；而細胞自噬飲食則是通過禁食或卡路里限制來促進細胞自噬，廣泛應用於延緩衰老和預防多種代謝性疾病。兩者在增強健康、減重和控制血糖方面都有顯著效果。

　　生酮飲食和噬胞自噬作用的飲食療法都強調不同的代謝狀態來達到健康目標。本文有這兩種飲食療法的簡介、烹飪方法和食譜示例，給大家參考。

Family健康飲食 HD5058

營養東西軍，你選哪一道？
35921瘦身法倡導者洪泰雄教你選擇優質飲食

作　　者／洪泰雄
選　　書／林小鈴
主　　編／梁志君

行銷經理／王維君
業務經理／羅越華
總 編 輯／林小鈴
發 行 人／何飛鵬
出　　版／原水文化·城邦文化事業股份有限公司
　　　　　台北市南港區昆陽街16號4樓
　　　　　電話：02-2500-7008　傳真：02-2502-7676
　　　　　粉絲團網址：https://www.facebook.com/citeh2o
　　　　　E-mail：H2O@cite.com.tw
發　　行／英屬蓋曼群島商家庭傳媒股份有限公司城邦分公司
　　　　　台北市南港區昆陽街16號8樓
　　　　　書虫客服服務專線：02-25007718；02-25007719
　　　　　24 小時傳真專線：02-25001990；02-25001991
　　　　　服務時間：週一至週五上午09:30-12:00；下午13:30-17:00
　　　　　讀者服務信箱E-mail：service@readingclub.com.tw
劃撥帳號／ 19863813　戶名：書虫股份有限公司
香港發行／城邦(香港)出版集團有限公司
　　　　　香港九龍土瓜灣土瓜灣道86 號順聯工業大廈6 樓A 座
　　　　　電話：(852) 2508-6231　傳真：(852) 2578-9337
　　　　　電郵：hkcite@biznetvigator.com
馬新發行／城邦(馬新)出版集團
　　　　　41, Jalan Radin Anum, Bandar Baru Seri Petaling,
　　　　　57000 Kuala Lumpur, Malaysia.
　　　　　電話：603-9056-3833　傳真：603- 9057-6622
　　　　　電郵：service@cite.my

城邦讀書花園
www.cite.com.tw

美術設計／Cindy
內頁繪圖／陳虹樺
製版印刷／科億印刷股份有限公司
初　　版／ 2024 年12 月26 日
定　　價／ 500 元
ISBN 978-626-752121-2 (平裝)
ISBN 978-626-752120-5 (EPUB)

國家圖書館出版品預行編目(CIP)資料

「營養東西軍,你要選哪一道?」35921瘦身法倡導者洪
泰雄教你選擇優質飲食/洪泰雄作. -- 初版.-- 臺北市 : 原
水文化出版 : 英屬蓋曼群島商家庭傳媒股份有限公司城
邦分公司發行, 2024.12
　　面；　公分
ISBN 978-626-7521-21-2(平裝)

1.CST: 營養 2.CST: 健康飲食 3.CST: 健康法
411.3　　　　　　　　　　　　　　113016143